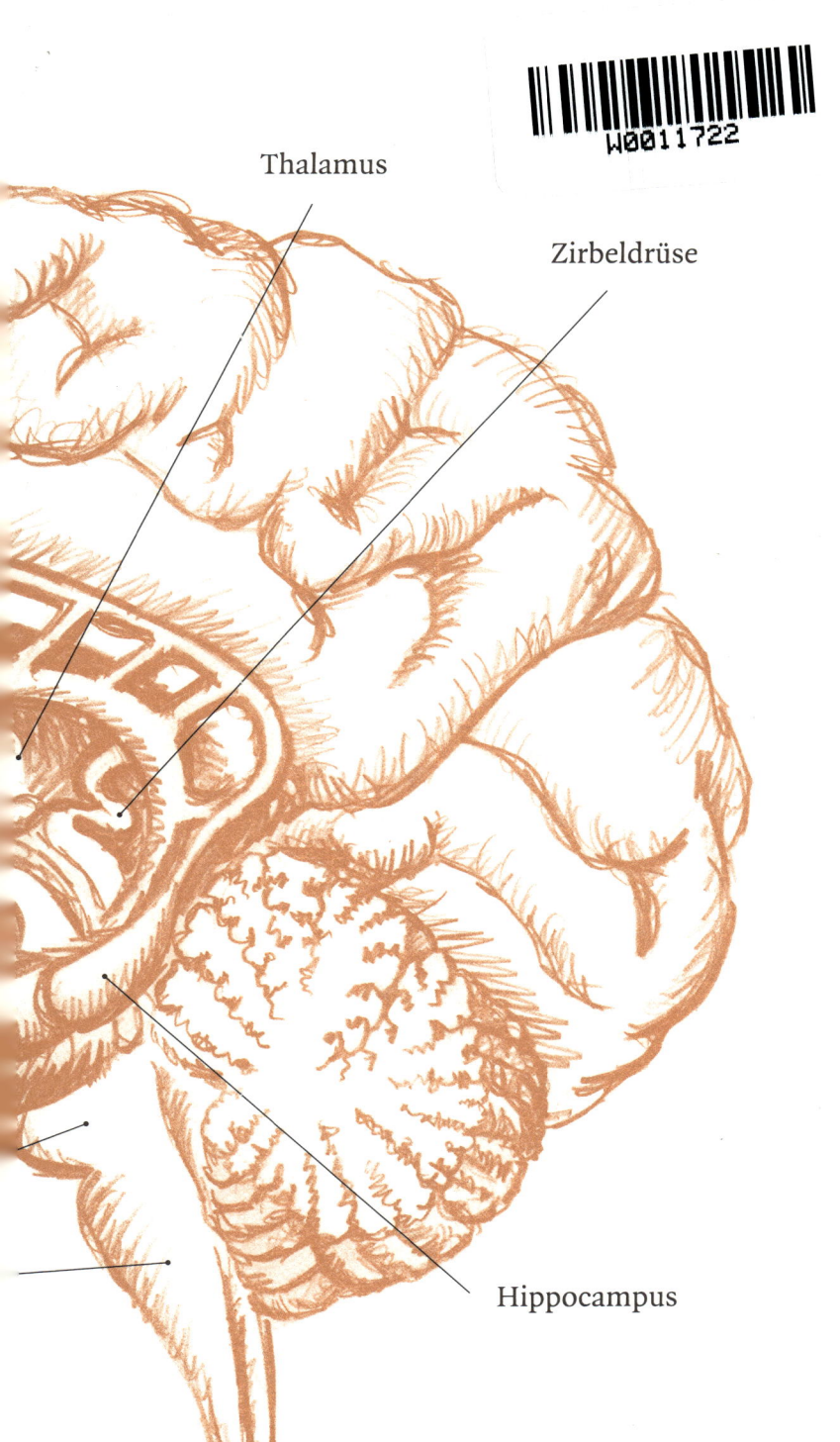

Thalamus

Zirbeldrüse

Hippocampus

TOBIAS HÜRTER
Du bist, was du schläfst

TOBIAS HÜRTER

Du bist, was du schläfst

Was zwischen Wachen und Träumen alles geschieht

Mit 14 Illustrationen

Piper München Zürich

Mehr über unsere Autoren und Bücher:
www.piper.de

MIX
Papier aus verantwor-
tungsvollen Quellen
FSC® C083411

ISBN 978-3-492-05454-6
© Piper Verlag GmbH, München 2011
Illustrationen: Sven Binner
Gesetzt aus der Quadraat Regular
Satz: Nadine Thiel | kreativsatz, Baldham
Litho: Lorenz und Zeller, Inning am Ammersee
Druck und Bindung: CPI – Clausen & Bosse, Leck
Printed in Germany

»Die Wachenden haben eine einzige und gemeinsame Welt,
die Schlafenden aber wenden sich ihrer eigenen Welt zu.«

Heraklit (540–480 v. Chr.)

Inhalt

Für Lea

Einleitung

Wenn ich ein guter Schläfer wäre, dann hätte ich dieses Buch nicht geschrieben. Ich würde jeden Abend wohlig müde in die Kissen sinken, sanft wegdämmern, um jene »feste Wand aus Schlaf« zwischen die Tage zu setzen, die der amerikanische Schriftsteller Ralph Waldo Emerson einst als Lebensweisheit pries, und mir keine weiteren Gedanken machen.

Aber ich war nie ein guter Schläfer. Ich war immer schon schwer ins Bett zu kriegen, zum Schlafen zumindest. Mein Wachbewusstsein verweigerte sich. Es wollte die Kontrolle nicht aufgeben, suchte Wege, mich in der Welt zu halten. Bis tief in die Nacht las ich dicke Bücher, grübelte über mathematischen Theoremen, spielte Schach gegen mich selbst, beobachtete die flatternden Augen meiner Mitschläfer, fragte mich, ob sie gerade träumen und was ich träumen würde, wenn ich jetzt schliefe. Ich war überzeugt, nicht viel zu verpassen. Meine Zeit schien mir mit Wachen besser verbracht.

»Ich schlafe gern«, sagte damals eine Freundin zu mir, aber ich verstand nicht, was sie meinte. Wie kann man etwas gern tun, wovon man nichts mitkriegt? Gern schlafen, das hielt ich für einen Widerspruch in sich und überhaupt den Schlaf für eine lästige Notwendigkeit: zu viel davon für Zeitverschwendung, zu wenig für eine Bremse bei den wichtigen Dingen, die im Wachen zu erledigen sind.

Als Kind fragte ich mich – und meine Eltern: »Warum muss ich überhaupt schlafen?« Ich sah nicht ein, warum es nicht reichte, einfach mit geschlossenen Augen dazuliegen. Ausruhen und die Gedanken spazieren lassen – das ja, gern, aber musste ich nachts wirklich auf mein Bewusstsein verzichten?

Die Indizien sprachen gegen mich. Zu wenig Schlaf drückte meine Stimmung und meine Leistungskraft. Also schlief ich, widerwillig, weil ich kein besseres Mittel gegen Müdigkeit wusste. Augen zu und durch. Aber geschlagen gab ich mich dennoch nicht. So ein Mittel wollte ich haben. Den Schlaf austricksen. Ihm wenigstens ein bisschen Zeit abringen. Zwei, drei Stündchen am Tag. Vielleicht mit einem ausgeklügelten Schlafrhythmus. Oder einem Geheimrezept für Antischlaftraining. Gesucht war ein »Sleep Hack«, in der Sprache der Nerds. Wenn schon schlafen, dann gefälligst keine Minute zu viel.

Ich hörte, dass manche Menschen mit nur vier Stun-den Schlaf auskommen. Irgendwann las ich, dass Leonardo da Vinci seinen Schlaf wie so vieles andere neu erfunden habe: nur eine Viertelstunde alle zwei Stunden, also drei Stunden täglich. Na also, geht doch! Ein Artikel im englischen Wissenschaftsmagazin *New Scientist* pries die kommende Generation »wachheitsfördernder« Wirkstoffe und prophezeite: »Bald werden wir erstmals in der Lage sein, unsere Art zu schlafen unserem Lebensstil anzupassen.« Das war Musik in meinen Ohren.

Also fing ich an zu recherchieren, las Bücher, populäre Artikel und wissenschaftliche Papers, rief Fachleute an, schrieb selbst ein paar Artikel – was ein Wissenschafts-journalist eben so tut, wenn ihn etwas interessiert. Die Wissenschaft sei auf der Suche nach dem Zweck des Schlafs, las ich immer wieder. Vielfach wurde der amerikanische Schlafforscher Allan Rechtschaffen zitiert: Warum wir schlafen, sei die »wahrscheinlich größte offene Frage der Biologie«, sagte er. »Schlaf erfüllt eine absolut lebensnotwendige Aufgabe, sonst wäre er der größte Fehler, der im Evolutionsprozess je unterlaufen ist.« Es war 1978, als er das formulierte. »Seit Jahrzehnten suchen Rechtschaffen & Co. vergebens nach dieser ›lebensnotwendigen Aufgabe‹.« – Diesen Satz schrieb ich selbst im Jahr 2009. Meinen Sleep Hack konnte ich vergessen. Wer nicht einmal den Zweck des Schlafs kennt, kann ihn auch nicht überlisten.

Je länger ich darüber nachdachte, desto weniger geheuer war mir das Schlafen. Jeder tut es jeden Tag, stundenlang. Wir haben das Gefühl, ohne Schlaf nicht leben zu können. Aber niemand weiß, was er tut, wenn er schläft, und warum er es tut. Wir verbringen den ganzen Tag bei klarem Bewusstsein, dann legen wir uns ins Bett, knipsen das Licht aus und – was? Knipst sich das Gehirn auch aus? Wird es ausgeknipst? Was passiert mit all den Ideen darin? Erstarren sie? Laufen sie langsam weiter?

Erstaunt stellte ich fest, dass die Wissenschaft dabei ist, diese Rätsel zu lösen. Sie erforscht, was mit unseren Gedanken, Gefühlen und Erinnerungen geschieht, wenn wir schlafen – und da geschieht, kurz gesagt, erstaunlich viel. Da werden Erinnerungen sortiert, Gefühle geklärt, Urteile geschärft. So viel geschieht da, dass Allan Hobson von der Harvard-Universität sagt: »Ohne Schlaf wäre

Bewusstsein, wie wir es tagsüber haben, nicht möglich.« In der Abgeschiedenheit der Nacht vollenden wir, was wir am Tag begonnen haben. »Es ist wie beim Kochen«, sagt der kalifornische Schlafforscher Matthew Walker, »im Wachen holen wir uns die Zutaten, im Schlaf kochen wir die Suppe aus ihnen.« Die Suppe, das sind wir selbst: unser Bewusstsein, unsere Persönlichkeit. Ein Mensch wird erst im Schlaf zu dem, der er ist. Ob auf dem Fußballfeld ein Strafstoßschütze verwandelt oder der Torwart hält, hängt entscheidend davon ab, was nachts zuvor in ihren Gehirnen vorging. Die geniale Projektidee eines Managers, die bravourös bestandene Kolloquiumsprüfung, der elegante Satz eines Autors – sie alle entspringen dem Schlaf.

Schlechte Nachrichten für unwillige Schläfer, wie ich es war. Wenn erst der Schlaf mich zu mir macht, kann ich schwerlich auf ihn verzichten – und will es auch nicht. Also war es an der Zeit umzudenken. Die Frage nach dem Zweck des Schlafs hatte sich erledigt und mit ihr die Suche nach dem Sleep Hack. Schlaf ist nicht notwendig für das Leben, er ist Teil des Lebens. Die Frage, warum wir schlafen, ist ebenso sinnlos wie die Frage, warum wir wach sind.

Mein altes Bild vom Schlaf als Standby-Modus war zerstoben. Jetzt sehe ich Schlaf anders, und ich schlafe auch anders. Ein guter Schläfer bin ich zwar noch immer nicht, aber immerhin ein besserer. Abends vor dem Einschlafen weiß ich, dass ein interessanter Teil des Tages noch vor mir liegt. Allein dieses Wissen lässt mich besser schlafen.

Und vor allem: Ich schlafe jetzt gern. Ich liebe das Gefühl, mit frischem, geklärtem Geist aufzuwachen, und ich will wissen, warum das so guttut. Die Wissenschaft ist dabei, die Antworten zu finden. Sie tastet sich vor in die rätselhafte Welt des Schlafs. Sie entschlüsselt die fein choreografierte Folge von Zuständen, die wir Nacht für Nacht durchleben.

Mit diesem Buch können Sie die verborgene Dramaturgie der Nacht, die Sie sonst durchschlafen, im Wachen durchleben. Es erzählt, was wir tun, wenn wir schlafen. Da ist viel zu erzählen, weil wir uns im Wachen an so wenig davon erinnern. Und es soll zeigen, wie man eine gute Suppe kocht. Es hat rund 250 Seiten à 1800 Anschläge. Bei durchschnittlicher Lesegeschwindigkeit werden Sie gut sieben Stunden mit ihm verbringen, die Dauer eines typischen Nachtschlafs. Machen wir uns also auf den Weg durch die Dramaturgie einer Nacht – in Echtzeit.

21.00 Uhr. Dämmerung.
Die Sonne sinkt. Die Stimmung auch

Im Abendrot

Wir sind durch Not und Freude
Gegangen Hand in Hand,
Vom Wandern ruhn wir beide
Nun überm stillen Land.
Rings sich die Täler neigen,
Es dunkelt schon die Luft,
Zwei Lerchen nur noch steigen
Nachträumend in den Duft.
Tritt her und lass sie schwirren,
Bald ist es Schlafenszeit,
Dass wir uns nicht verirren
In dieser Einsamkeit.
O weiter, stiller Friede!
So tief im Abendrot
Wie sind wir wandermüde –
Ist das etwa der Tod?

Joseph von Eichendorff hat diese Verse geschrieben, erstmals gedruckt wurden sie 1837. Sie handeln vom Unter-
gang – der Sonne und des Menschen. Vom Abendrot, von
der Müdigkeit und vom Tod. Was Eichendorff bewegt hat,

als er sie schrieb, vielleicht an einem stillen Sommerabend, ist für immer vergessen. Aber es hat ziemlich sicher mit seinen fotosensitiven Ganglienzellen zu tun. Er wusste nicht, dass er sie hat – bis vor Kurzem wusste niemand, dass er fotosensitive Ganglienzellen hat. Sie sind es aber, die uns beim Sonnenuntergang in jene düstere Stimmung versetzen, die Eichendorff in Verse gefasst hat.

Wenn Sie bisher geglaubt haben, Ihre Augen seien nur zum Sehen da, dann haben Sie sie unterschätzt. Ihre Augen sind auch dazu da, um Sie wach oder schläfrig zu machen. Wenn abends die Sonne sinkt, melden die Augen ans Gehirn: bald Schlafenszeit! Sie geben also das Startsignal zum physiologischen Nachtprogramm.

Auch die Wissenschaftler haben das Auge bis vor ein paar Jahren unterschätzt. Sie waren fest davon überzeugt, dass es ausschließlich darauf ausgelegt sei, die Umgebung in hoher zeitlicher und räumlicher Auflösung abzubilden. Dazu haben wir zwei Arten von lichtempfindlichen Zellen auf der Netzhaut, Stäbchen und Zapfen. Die Stäbchen sind empfindlicher, sehen aber nur schwarz-weiß. Wenn es hell genug ist, zeigen die Zapfen uns die Welt in Farbe. So, wie man es im Biologieunterricht lernt. Das war's, dachten die Forscher bis in die 1990er-Jahre.

Sie wussten aber auch, dass es etwas mit dem Wandel der Lichtfarbe im Lauf der Tageszeiten zu tun hat, wann Mensch und Tier wach oder müde sind, und sie wollten herausfinden, welche Rezeptoren dafür zuständig sind: Zapfen oder Stäbchen? Eines dieser beiden musste es sein, das bezweifelte niemand. Schließlich hatten Experten das Auge seit zwei Jahrhunderten akribisch untersucht und nie einen anderen Rezeptor als Zapfen und Stäbchen entdeckt. Es war ein Paradefall von wissenschaftlichem Starr-sinn.

Der Neuroforscher Russell Foster an der Universität Oxford versuchte es im Ausschlussverfahren: Er züchtete genetisch veränderte Mäusestämme ohne Stäbchen. Die Mäuse wurden noch immer schläfrig vom Dämmerlicht. Aha, folgerten Foster und Fachkollegen, die Stäbchen scheiden als Verantwortliche also aus. Es müssen die Zapfen sein, die das Dämmerlicht registrieren. Um das zu bestätigen, züchtete Foster als Nächstes Mäusestämme ohne Zapfen – doch die Mäuse wurden immer noch schläfrig vom Dämmerlicht. Na gut, dachten die Forscher, dann erkennen eben beide, Zapfen und Stäbchen, das Abendlicht. Also züchtete Foster blinde Mäusestämme, ohne Zapfen und Stäbchen. Die Mäuse wurden jedoch immer noch schläfrig vom Dämmerlicht!

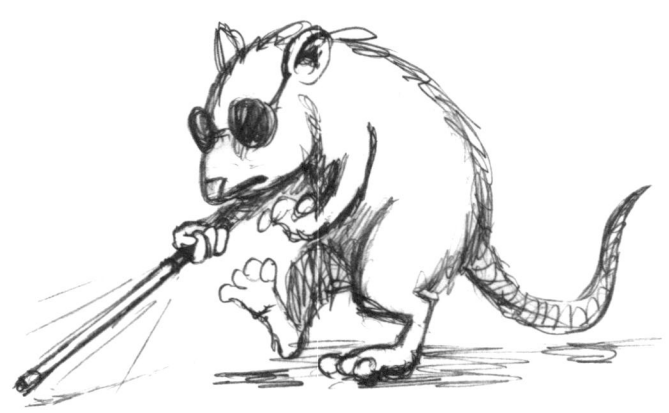

16 // Dämmerung.

Nun gab es keine andere Möglichkeit mehr: Es musste noch einen dritten Rezeptortyp im Auge geben. Unmöglich, beharrten die traditionellen Augenforscher auf ihren Erkenntnissen. Das Auge ist durchschaut, da sind nur Zapfen und Stäbchen, basta! Keines der angesehenen Wissenschaftsmagazine wollte Fosters Entdeckung veröffentlichen, daher musste er in das eher entlegene *Journal of Comparative Physiology* ausweichen. Das Establishment der Augenforschung wehrte sich erbittert, bezweifelte die Gültigkeit von Fosters Experimenten und blieb noch jahrelang beim Dogma der Zapfen und Stäbchen, als sei dieses in Stein gemeißelt – bis Foster und seine Mitstreiter ihnen den Mechanismus des neu entdeckten Rezeptors haarklein auseinandersetzen konnten: Es sind unscheinbare Ganglienzellen, hinter der Netzhaut gelegen und dem Glaskörper zugewandt. Meist leiten Ganglienzellen die Signale nur weiter, aber manche davon sind auch selbst lichtempfindlich. Sehen können sie nicht, sie melden nur die Tageszeit an die Denkzentrale. Das war vermutlich die ursprüngliche Funktion des Auges, noch bevor es sehen lernte. Wir haben die Ganglienzellen aus den Urzeiten der Evolution geerbt, als unsere Vorfahren noch Würmer waren und durch den Schlamm krochen.

Diese lichtempfindlichen Ganglienzellen registrieren die Mittagssonne und das Abendrot. Auch bei Blinden können sie intakt bleiben. Wenn sie aber geschädigt sind, zum Beispiel bei sehr schweren Augenverletzungen, gerät der Schlafrhythmus völlig aus den Fugen. Vor allem blaues Bildschirmlicht verwirrt sie. Daher empfiehlt es sich nicht, kurz vor dem Schlafengehen noch vor dem Computer mit LED-Monitor zu sitzen. (Ich schreibe diesen Satz kurz vor dem Schlafengehen an einem Computer mit LED-Monitor.) Wer viel am Bildschirm arbeitet, sollte die Installation des Programms F.lux erwägen, das die Bildschirmfarbe rund um die Uhr dem natürlichen Licht anpasst. Es ist gratis im Internet für alle gängigen Betriebssysteme erhältlich.

Auf das Dämmersignal der Augen hin schüttet die Zirbeldrüse tief im Gehirn Melatonin aus, das Hormon der Nacht. Es macht schläfrig, sexuell träge und trübsinnig – Eichendorff-Stimmung.

Die Zirbeldrüse, noch so ein erstaunliches Gewächs in unseren Köpfen. Erstmals erwähnt hat sie um das Jahr 300 vor Christus der griechische Arzt Herophilos, dem die ersten wissenschaftlichen Obduktionen zugeschrieben werden. Er glaubte, dass sie den Fluss des *spiritus animalis* – des tierischen Geistes – reguliert. Der französische Gelehrte René Descartes (1596–1650), einer der klügsten Köpfe seiner Zeit, hielt sie für den Sitz des Bewusstseins, weil sie als einzige Drüse zwischen unseren Gehirnhälften liegt. Später sank sie, schwer unterschätzt, im Ansehen, galt als ein Überbleibsel aus den Urzeiten der Evolution, das nutzlos war wie der Blinddarm.

Erst im 20. Jahrhundert kamen Forscher der Funktion der Zirbeldrüse schließlich auf die Spur. In den 50er-Jahren bemerkten sie, dass die Zirbeldrüse produktiv ist, nämlich ein Hormon ausschüttet, das von seinem Entdecker Aron Lerner zuerst den eigenartigen Namen »Yalin« bekam – nach Lerners Universität Yale –, dann den weniger eigenartigen Namen »Melatonin«, weil es pigmentierte Hautzellen, genannt Melanozyten, entfärbt. Zur Verblüffung der Wissenschaftler zeigte Melatonin mehrere scheinbar grundverschiedene Wirkungen: Es macht bleich, sexuell träge und schläfrig. Später erkannten sie die gemeinsame Ursache: Die Zirbeldrüse regt sich, wenn das Licht wegbleibt. Melatonin ist somit das Hormon der Nacht.

Descartes maß der Zirbeldrüse eine höhere metaphysische Bedeutung bei. Er war Dualist, glaubte also an das Nebeneinander einer physikalischen und einer geistigen Welt. In der Zirbeldrüse, so vermutete er, treffen sich *res cogitans* und *res extensa*. Ein Schaden an der Zirbeldrüse war seiner Ansicht nach tödlich. Da irrte er. Doch sein Dualismus hielt sich. Bis heute glauben nicht wenige Philosophen, Wissenschaftler und Laien – ausgesprochen oder nicht – an ein Nebeneinander von gedanklicher und dinglicher Welt. Und tatsächlich bekommt Descartes heute auf eine Weise, die er nicht erahnen konnte, späte Bestätigung von der Wissenschaft. Die Zirbeldrüse ist die Gebieterin über das Bewusstsein. Sie lässt es beim Einschlafen schwinden und holt es aus dem Schlummer zurück.

In grauer Vorzeit, vor vielen Jahrmillionen, konnte die Zirbeldrüse selbst sehen. Damals hatten Fische und Reptilien eine lichtdurchlässige Stelle im Schädel. Darunter lag ein lichtempfindliches Hirnareal, das die innere Uhr der Tiere justierte und vielleicht zur Tarnung auch die Hautfarbe, nachts dunkler, tags heller. Das Neunauge, ein lang gestreckter, seit 500 Millionen Jahren fast unveränderter Fisch, der vor allem in den Küstengewässern und Flussmündungen Australiens lebt, hat sich diese Art von Sehsinn bis heute bewahrt. Und auch der Mensch hat sein drittes Auge nicht verloren, es ist nur in die Tiefe seines Hirns gewandert: die Zirbeldrüse, unsere Nachtwächterin.

21.20 Uhr. Entspannung.
Das Gehirn schwingt im sanften Takt der Alphawellen

In einem neurologischen Labor der Universität Jena, Herbst 1924:

Hans Berger ist der Letzte, der noch nicht müde ist. Der Ordinarius der Universität und Direktor der Psychiatrischen Klinik Jena legt seinem Assistenten, der heute als Versuchsperson herhalten muss, die Elektroden an. Der Assistent, ja, der ist müde. Er weiß nicht, was das hier noch soll. Seit Monaten fast täglich die gleiche Messung. Mit jungen Menschen, alten Menschen, Gesunden und Kranken – und jetzt auch mit ihm, dem Assistenten selbst. Das Ergebnis: wirre Kurven, gezeichnet von dem Automaten, an dem der Assistent jetzt hängt. Also gut, denkt er, soll Berger eben noch ein paar Kurven mehr bekommen.

Hans Berger, 1873 in eine wohlhabende Arztfamilie geboren, Enkel des Dichters Friedrich Rückert, Einserabitur am angesehenen Casimirianum in Coburg, dann auf Studientournee nach Berlin, Jena und Würzburg. Das Leben machte es ihm leicht, zu leicht. Er brauchte einen heftigen Stoß, um seinen Weg zu finden.

Mit 19 Jahren wäre es beinah ganz vorbei gewesen mit

seinem Leben. Denn bei einem Militärmanöver in Würzburg rutschte sein Pferd aus, rollte mit ihm einen Hang hinunter, zwischen die Räder eines Artilleriezugs, und wäre beinah von einem sechsspännigen Geschütz überrollt worden. Am Abend dann kam ein Telegramm von seinem Vater aus Coburg: Wie es ihm gehe? »Es war das erste und einzige Mal in meinem Leben, dass ich eine solche Anfrage erhielt«, schrieb Berger später. Seine ältere Schwester hatte den Vater dazu gedrängt, weil eine innere Stimme ihr gesagt hatte, dass ihrem Bruder etwas zugestoßen war. Wie konnte das sein? Berger glaubte nicht an einen Zufall. Er war überzeugt: »Es war spontane Gedankenübertragung, bei der ich wohl im Augenblick der höchsten Gefahr, den sicheren Tod vor Augen, als Sender und die mir besonders nahestehende Schwester als Empfängerin tätig war.« Und das wollte er beweisen. Also machte er sich auf die Suche nach Antennen in unserem Kopf.

Still und beständig trieb er sein Projekt voran. Er wählte das Fach Psychiatrie, habilitierte mit 28 Jahren, begann dann, die Gehirne von Hunden und Katzen zu erforschen, um herauszufinden, wie die Seele im Gehirn verankert ist. Geduldig wartete er auf die Chance, ein lebendes menschliches Gehirn untersuchen zu können. Im Sommer 1924 kam diese in Gestalt eines 17-jährigen Jungen, in dessen Schädel ein Chirurg ein Loch gesägt hatte. Berger klebte zwei tönerne Elektroden auf die Operationsnarbe. Auf diese Idee hatte ihn der englische Arzt Richard Caton gebracht. Caton hatte ein halbes Jahrhundert zuvor an Hunden und Affen nachgewiesen, dass das Gehirn ein Elektrogerät ist.

Es gelang Berger, die winzigen Spannungen, die sich zwischen den Elektroden aufbauten, auf ein Galvanometer abzuleiten, das sie als Kurven auf einem Papierstreifen aufzeichnete. »Elektroenzephalogramm« (EEG) nannte er seine Technik. Er sah regelmäßige, ungefähr zehn Mal pro Sekunde ausschlagende Wellen, die er »Alpha-Wellen« taufte. Berger hatte damit den Grundrhythmus des Gehirns entdeckt. Aber waren das die mutmaßlichen Funksignale, mit denen Gedanken von einem Menschen zum anderen springen? Unwahrscheinlich. Bei Spannungen von gerade mal 30 Millionstel Volt wären sie wohl kaum von Würzburg nach Coburg gelangt. Es war also bloßer Zufall, der Bergers Schwester ausgerechnet an jenem Tag an ihn denken ließ. Eine falsche Fährte hatte Berger zur Entdeckung seines Lebens geführt: zum Grundrhythmus des Gehirns.

Und es ging weiter mit den Zufällen. An jenem Herbstabend konnte sein Assistent seiner Müdigkeit nicht widerstehen. Er schlief ein – und Berger beobachtete, dass die Kurven nicht etwa zu einer flachen Linie zusammenklappten, sondern der Hirnstromschreiber unermüdlich ausschlug. Der Mann schlief, aber sein Gehirn arbeitete offenbar weiter. Berger zog daraus eine Folgerung, die nach den damaligen Maßstäben unerhört war: »Wir müssen annehmen, dass sich das zentrale Nervensystem immerzu, und nicht nur während des Wachens, in einem Zustand erheblicher Aktivität befindet.« Das Elektrogerät in unserem Kopf funkt zwar nicht, dafür läuft es Tag und Nacht. Berger hatte eigentlich nie beabsichtigt, das EEG im Schlaf zu messen. Ganz daneben lag Berger mit seiner Theorie des funkenden Gehirns jedoch nicht. Gehirnwellen dienen tatsächlich der Fernkommunikation – allerdings ist ihre Reichweite nach allem, was bekannt ist, auf das Schädelinnere beschränkt. Wir haben keine Antennen für die Gehirnwellen anderer Menschen. Die Wellen sorgen dafür, dass nicht alle Gehirnzellen wild durcheinanderschreien. Der Trick ist auch bekannt von Fußballfans: Seit der Weltmeisterschaft 1986 in Mexiko schwappt La Ola durch die Zuschauerränge der Stadien. Die Menschenwelle braucht keinen Dirigenten, sie ist von einer rein lokalen Regel getrieben: Jeder Zuschauer reißt die Arme über den Kopf, sobald sein Nachbar es tut. Simples Prinzip, spektakulärer Effekt.

In unseren Köpfen rollt etwas Ähnliches wie La Ola. Wenn in einer Gehirnzelle die elektrische Spannung steigt, dann geraten auch die mit ihr verbundenen Zellen unter Spannung. Diese synchrone, rhythmische Aktivität der Neuronen ist es, die die Elektroden auf der Kopfhaut messen und was der Hirnschreiber, millionenfach verstärkt, als EEG-Kurve aufzeichnet.

Bald nach Bergers Entdeckung zeigten verfeinerte Instrumente, dass Gehirnwellen in verschiedenen Frequenzen durchs Gehirn wabern und diese Frequenz eng mit dem Gemütszustand zusammenhängt: Beta-Wellen (14 bis 30 Hertz) treten bei geistiger Anstrengung und Aktivität der Großhirnrinde auf, sie sind charakteristisch für das Wach-EEG. Bei äußerster Konzentration kommen die Gamma-Wellen (über 30 Hertz) auf, die noch nicht lange gemessen werden können, weil die Instrumente nicht empfindlich genug waren. Wenn die Anstrengung nachlässt, Entspannung sich im Gehirn breitmacht, schwingt es ruhig im Takt der Alpha-Wellen (8 bis 13 Hertz). Die Alpha-Wellen tragen den ersten Buchstaben des griechischen Alphabets zu Recht, sie waren die ersten, die Berger damals auf seinem Gerät las. Sie werden noch heute manchmal »Berger'sche Wellen« genannt. Die Theta-Wellen (4 bis 7 Hertz) spielen eine ganz besondere Rolle in der Schlafsinfonie, ihnen werden wir später im Buch immer wieder begegnen. Im Tiefschlaf schwingen die Neuronen im bedächtigen Rhythmus der Delta-Wellen (unterhalb von 4 Hertz), weshalb diese Schlafphase auch *slow-wave sleep* (langwelliger Schlaf) heißt. Jede Veränderung des Bewusstseins schlägt sich sofort im EEG nieder. Wenn Sie zum Beispiel entspannt auf einer Parkbank sitzen, an nichts Spezielles denken, und plötzlich hören Sie jemanden nach Ihnen rufen, dann wird das sanfte Wogen in Ihrem Kopf schlagartig zu einem lebhaften Geplätscher.

Was genau das Gehirn mit diesem dauernden La-Ola-Spiel bezweckt, ist umstritten. Auch ein knappes Jahrhundert nach Berger ist den Forschern noch ziemlich rätselhaft, wie die Gehirnwellen funktionieren, wie sie Reize durch das Gehirn übertragen, wie ihre Eigenschaften – Frequenz und Timing – unsere Wahrnehmung verändern. Manche Wissenschaftler halten Gehirnwellen für ein bloßes Abfallprodukt des Denkens wie den Lärm eines Baggers. Die meisten jedoch sehen sie als wesentlichen Teil des Denkens. Die Fernkommunikation via Gehirnwellen mit verschiedenen Frequenzen erlaubt es den Neuronen, sich in ihrem geschäftigen Ambiente auf genau die Signale einzustellen, die für sie bestimmt sind. Andere Wellen laufen einfach über sie hinweg wie Handysignale über ein Radiogerät. Ein genial einfaches Prinzip.

Die Welt bekam vorerst gar nichts mit von Bergers Entdeckung. Denn der Pionier war schweigsam, betrieb seine

Forschung in der Abgeschiedenheit seines Labors, schrieb zwar viel auf, veröffentlichte aber wenig und langsam. Akademischer Ruhm war ihm egal, sein Interesse galt allein dem Wissen. Und er fürchtete den Hohn seiner Konkurrenten. Zu Recht, wie sich zeigen sollte. Im Jahr 1929, fünf Jahre nach seiner bahnbrechenden Entdeckung, erschien sein Artikel über die Wellen im *Archiv für Psychiatrie und Nervenkrankheiten* – und wurde prompt von seinen Fachkollegen verrissen. Sie taten seine Hirnstromkurven als Messfehler durch wackelnde Elektroden oder zuckende Muskeln ab. Gehirnaktivität im Schlaf – nein, das konnte nicht sein. Schließlich setzte sich der Berger'sche Hirnschreiber aber doch durch, sogar der Nobelpreis wurde Berger zugesprochen – die nationalsozialistische Diktatur verhinderte allerdings, dass er ihn annahm. Berger versank schließlich so tief in Verbitterung und Schwermut, dass der Psychiater letztlich selbst in einer psychiatrischen Klinik landete. Im Jahr 1941 erhängte er sich dann. Nach dem Zweiten Weltkrieg wurde er erneut für den Nobelpreis vorgeschlagen. Zu spät, denn nur Lebende bekommen ihn.

Schlaf galt weiterhin als reiner Ruhemodus – auch nachdem 1935 an der Universität Harvard das erste Schlaf-EEG über Stunden aufgezeichnet wurde, und auch noch nachdem im Jahr 1936 der amerikanische Physiker Alfred Loomis erkannt hatte, dass die Hirnwellen im Schlaf nicht monoton vor sich hin schwingen, sondern immer wieder die Tonart wechseln – wir schlafen mal tiefer, mal leichter. Zudem entdeckte Loomis, dass die regelmäßigen Hirnwellen immer wieder von kurzen Pulsen übertönt werden, den sogenannten K-Komplexen, über deren Funktion die Forscher bis heute rätseln. Kein anderes Ereignis lässt das EEG so heftig ausschlagen wie ein K-Komplex. Bereits Bergers EEG hatte die K-Komplexe registriert. Er hielt sie jedoch für Artefakte seiner Technik und ignorierte sie.

Das EEG ist bis heute das Standardwerkzeug der Schlafmedizin. Schlafforscher lieben Gehirnwellen, für sie haben die Funksignale aus dem Schädel etwas Orakelhaftes. Stundenlang können sie über den Kurven brüten und sie bis in die kleinsten Details deuten. Lange Zeit gab es sonst auch wenig zu tun. Das EEG war das Einzige, was aus dem schlafenden Gehirn nach außen drang.

Allerdings ist das EEG eine im wahrsten Wortsinn oberflächliche Technik. Denn die Elektroden lauschen gerade mal einen Zentimeter tief in die Großhirnrinde. Und weil wegen der Hirnwindungen nur ein Drittel der Großhirnrinde an der Oberfläche liegt, ist das EEG nicht nur oberflächlich, sondern zudem lückenhaft. Andererseits spielt sich gerade im Schlaf auch in den Tiefen des Gehirns viel Interessantes ab. Das aber entgeht dem EEG. Es kann nur die letzten Ausläufer des Schlafgeschehens tief im Gehirn erfassen. Schlafforschung mit dem EEG ist, als wollte man das Leben seiner Nachbarsfamilie kennenlernen, indem man an der Wohnungswand lauscht. Die Forscher lauschten Jahrzehnte. Es war mühsam. Theorien wurden aufgestellt, ignoriert oder kritisiert und wieder verworfen. Es war ein wirres Puzzle, dessen Teile immer wieder verschoben wurden. Nichts passte zusammen. Wenig ging voran. Die Schlafforschung war ein ziemlich verschlafenes Fach.

Die Erlösung kam dann in den 1970er-Jahren und trug so schwerfällige Namen wie »funktionelle Magnetresonanztomografie« (fMRI) und »Positronen-Emissionstomografie« (PET). Das sind bildgebende Verfahren, mit denen die Forscher von außen tief ins denkende Gehirn schauen können. Die PET misst die neuronale Aktivität indirekt über den Zuckerstoffwechsel, den Blutfluss und den Sauerstoffumsatz. Auch die fMRI misst die örtliche Gehirnaktivität über den Sauerstoffgehalt dort. Es war nicht weniger als eine Revolution für die Hirnforschung, doch wie jede große Umwälzung brauchte sie ihre Zeit. Die frühen Hirnscanner lieferten derart neblige Bilder, dass die Wissenschaftsmagazine sich weigerten, sie zu drucken. Erst Mitte der 1990er-Jahre waren PET und fMRI so weit, dass sie aussagekräftige Bilder aus dem Schädelinneren lieferten. Bald darauf rief der amerikanische Präsident George W. Bush »das Jahrzehnt des Gehirns« aus.

Es folgte eine ausgiebige Staunphase. Forscherteams setzten weltweit ihre neuen Spielzeuge auf Probanden in allen möglichen Lebenslagen an: beim Lesen, beim Essen, beim Sex, beim Ärgern, beim Lachen – beim Schlafen. Die Experten machten eine Studie nach der anderen, immer nach dem gleichen Muster: Versuchspersonen werden in den Scanner gelegt und mit irgendeiner Aufgabe betraut, zum Beispiel Kopfrechnen. Dann beobachten die Forscher, welche Areale in den Scans aufleuchten, erzeugen im Computer bunte, möglichst rotierende Bilder daraus und verkünden anschließend der Welt, sie hätten das Gehirnmodul für diese Aufgabe gefunden, also beispielsweise das Rechenmodul.

Das ist schnell erledigte Forschung, aber selten ist es gute Forschung. Die bunten Bilder sehen aus wie Live-Übertragungen aus dem Gehirn. Tatsächlich haben heu-

tige Hirnscanner aber noch immer eine sehr ungenaue
zeitliche Auflösung. Was die Forscher präsentieren, ist
oft mit aufwendigen Rechenverfahren aus vielen hundert
verwischten Einzelaufnahmen destilliert. Dabei haben Irr-
tümer reichlich Gelegenheit, sich einzuschleichen.

Die Fließbandforscher unterschlagen solche Feinhei-
ten zumeist. Ein Tiefpunkt war erreicht, als japanische
Forscher behaupteten, die zerebralen Zentren für Metaphern und Sarkasmus gefunden zu haben. Sie hatten Versuchspersonen in den Scanner gelegt, ihnen Sätze prä-
sentiert und aufgegeben, diese Sätze mal wörtlich, mal
im übertragenen Sinn zu verstehen. Im Scanner rührten
sich tief im Hirn zwei Strukturen namens *Nucleus caudatus*
und *Amygdala*. Was sagt das über die neuronalen Prozesse
der nichtwörtlichen Sprachverarbeitung? Wenig. Der *Nucleus caudatus* steuert zum Beispiel auch unsere Bewegungen
mit, die *Amygdala* unsere Emotionen.

So einfach – für jede Aufgabe ein Modul – funktioniert
das Gehirn nun mal nicht. Zwar hat es hoch spezialisierte
Areale, zum Beispiel den *Gyrus fusiformis*, eine Windung
des Schläfenlappens, für die Gesichtserkennung. Aber es
ist kein kognitives Schweizermesser. Die Natur ist eine
große Umfunktioniererin ihrer Werke. Das zeigt sie nir-
gends so beeindruckend wie im Gehirn: In den späten
1990er-Jahren verdrahteten besonders experimentierfreu-
dige Forscher am Massachusetts Institute of Technology
(MIT), das Team von Mriganka Sur, das Gehirn eines Frett-
chens. Sie leiteten dabei die Reize von der Netzhaut in
jenes Areal der Großhirnrinde, das sonst für das Hören
zuständig ist, und erwarteten, dass das Frettchen erblin-
den würde. Aber es sah weiterhin! Das Hörareal nahm

schnell seine neue Aufgabe an und reorganisierte sich als Sehzentrum. Es war »der denkbar eindrucksvollste Beleg dafür, dass Erfahrung das Gehirn formt«, wie damals Michael Merzenich sagte, eine Eminenz der Neurowissenschaft. Solch ein Experiment mit Menschen durchzuführen wäre grob unethisch. Aber menschliche Gehirne zeigen sich ähnlich flexibel. Zum Beispiel die von Blinden. Bei ihnen bleiben die Sehzentren keineswegs untätig. Sie helfen bei anderen Aufgaben wie der Sprachverarbeitung. Die Hardware im Kopf ist also alles andere als hart.

Schon die ersten Scans schlafender Probanden bestätigten übereinstimmend, was einst Hans Berger aus seinen Kurven gelesen hatte: Wenn der Mensch schläft, arbeitet sein Gehirn weiter. Doch niemand hat je behauptet, ein Schlafmodul im Gehirn gefunden zu haben. Dieselben Areale, die auch unser Wachbewusstsein hervorbringen, werkeln im Schlaf weiter. Die Sehzentren arbeiten, obwohl es nichts zu sehen gibt. Die Gedächtnissysteme sind aktiv, obwohl nichts Neues hereinkommt, das zu speichern wäre. Was aber treiben sie da? Berger hatte noch keine Möglichkeit, das herauszufinden. Seine Nachfolger sind jetzt dabei.

21.40 Uhr. Ab ins Bett.
Außen kehrt Ruhe ein. Im Kopf geht es rund

Max-Planck-Institut für Psychiatrie, München, Februar 2011.

»Irgendwas strömt hier aus den Wänden«, sagte einmal eine Patientin zum Personal des Schlaflabors. Sie litt an schwerer Schlaflosigkeit, und die Ärzte wollten der Sache auf den Grund gehen. Aber dann, ausgerechnet als es darum ging, ihr Leiden messtechnisch zu erfassen, schlief die sonst Schlaflose wie das sprichwörtliche Baby.*

Es ist paradox: Denn das Schlaflabor des Max-Planck-Instituts für Psychiatrie ist nicht gerade ein kuschliger Ort. Seine Atmosphäre liegt eindeutig näher bei »Labor« als bei »Schlaf«. Die meisten Patienten sind miserable Schläfer, deshalb sind sie hier. Und gerade hier, verkabelt und kameraüberwacht, schlafen sie plötzlich bestens. Schnarcher verstummen und Schlafwandler bleiben brav im Bett.

Im Kontrollraum stehen Tische voller Monitore, in den vier Schlafzimmern befinden sich Krankenhausbetten und Stahlschränke. Ein paar Drucke gefälliger impressionis-

---

* Das ist ein Sprichwort, über das manche Mutter nur müde lächeln kann.

tischer Gemälde hängen an den Wänden, blaue Vorhänge an den Fenstern. Hinter den Fenstern flackern Neon-röhren. Denn die Fenster sind Attrappen und sollen das Bunkergefühl lindern. Das Schlaflabor liegt immerhin zwei Stockwerke unter der Erde.

Heute bin ich der einzige Gast. Ich hatte Sorge, hier überhaupt nicht schlafen zu können. Aber jetzt, da die Assistentin meinen Kopf mit Elektroden beklebt, über-kommt mich eine heftige Schläfrigkeit. In der Tat, irgend-was muss hier aus den Wänden strömen. Melatonin? Ein geheimes Schlafserum? Was auch immer, die Assistentin scheint auf jeden Fall immun dagegen zu sein. Sie wird die ganze Nacht wach bleiben.

Die nächsten Nächte bin ich Versuchsperson in einer Studie zur »Gedächtniskonsolidierung bei Gesunden mit Genotypisierung«. Nachts wird mein Schlaf aufgezeichnet und morgens wird mein Erinnerungsvermögen geprüft. Zuvor wurde noch mein Erbgut getestet. Es geht darum, wie all das zusammenhängt: wie die Gene meinen Schlaf prägen, wie der Schlaf meine Erinnerungen verändert. Tagsüber gehe ich wie gewohnt meiner Arbeit nach und abends komme ich zurück ins Schlaflabor. Es gibt sogar eine Aufwandsentschädigung. Wo sonst wird man fürs Schlafen bezahlt?

»Bitte unmittelbar vor den Nächten rasieren!«, steht auf dem Informationsblatt für die Probanden. Dann kleben nämlich die Elektroden besser im Gesicht. Sie überwachen meine Hirnströme, meine Augenbewegungen und den Tonus meines Kiefermuskels. Auf dem Skalp fixiert die Technikerin sie mit Spezialzement. Es sind viele Elektro-den. Dazu kommen EKG-Gurt mit Mikrofon auf der Brust,

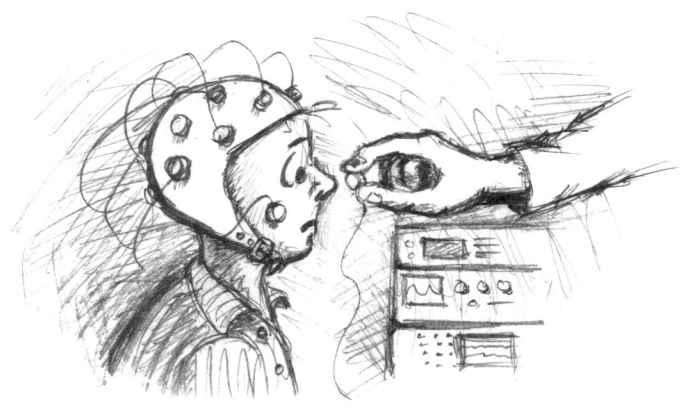

zwei Atemfühler unter den Nasenlöchern, ein Lichtsensor für die Sauerstoffsättigung des Blutes am Zeigefinger. Noch mehr Elektroden an Unterarmen und Waden. Ein bunter Kabelverhau verbindet mich mit der Messstation neben dem Bett. »Und wenn ich nachts mal raus muss?«, frage ich. »Dann müssen Sie die Kabel mitnehmen«, antwortet die Technikerin. Es dauert über eine Stunde, bis ich mich hinlegen darf. Endlich!

Jedes Zehenwackeln lässt die Kurven ausschlagen

Die Assistentin justiert die Instrumente nebenan im Kontrollraum. Auf ihrem Bildschirm sieht sie alles, was ich tue: Jeder Lidschlag, jedes Zehenwackeln, sogar jeder stärkere Gedanke lässt eine Kurve ausschlagen. Eine Kamera beobachtet mich und überträgt die ganze Nacht ein Livebild von mir in den Kontrollraum. Auch im Dunkeln, denn es ist eine Infrarotkamera.

Mir fallen die Augen zu. Sofort ruft die Technikerin »Noch nicht einschlafen!« durch die Tür. Denn im Schlaflabor herrscht ein strikter Zeitplan. Erst um Punkt 22.45 Uhr geht das Licht aus, so sieht es das Versuchsprotokoll vor. Und da bin ich plötzlich wieder hellwach: mein alter Widerwille gegen das Einschlafen. Ich stelle mir vor, wie ich jetzt wohl draußen auf dem Monitor aussehe, vergesse darüber ganz meinen Widerwillen. Dann zieht mich etwas Unwiderstehliches aus der Welt. Im Kontrollraum zeigt die Assistentin auf die Messkurven und erklärt einer Besucherin des Labors: »Er rollt schon mit den Augen.« Das Elektrooculogramm zeigt rhythmische Ausschläge. »Gleich schläft er ein.«

Am nächsten Morgen bekomme ich einen Stapel Papier, dicht bedruckt mit Kurven. Darauf kann ich erkennen – besser gesagt: mir zeigen lassen –, wann ich tief geschlafen habe, wann weniger tief, wann ich geschnarcht, mich umgedreht oder mit den Zähnen geknirscht habe. Ich staune: Keine Regung scheint den Instrumenten entgangen zu sein. Und dann staune ich noch mehr, als Axel Steiger, der Leiter der Schlafambulanz, mir offenbart, welche Frage die Instrumente nicht immer verlässlich beantworten können: ob ich gerade schlafe. All die Messtechnik genügt nicht, um immer verlässlich zwischen Schlafen und Wachen zu unterscheiden! In manchen Schlafphasen – den tiefsten – zeigen die Kurven zwar eindeutig, dass die Versuchsperson schläft. Aber das schlafende Gehirn döst nicht gleichförmig vor sich hin. Während der Schläfer nach außen hin ruhig bleibt, kommt immer wieder Leben in sein Gehirn. In mehreren Studien haben die Forscher des Max-Planck-Instituts in der Zeit vor meinem Besuch mit ihrem neuen fMRI-Gerät beobachtet, wie das Gehirn während des Schlafs sein Synapsennetzwerk mehrmals umprogrammiert. Es wechselt nachts immer wieder das Betriebssystem. Aber es bleibt in Betrieb. Das Spektrum seiner Zustände ist weiter als am Tag.

Im Alltag ist meist klar, ob jemand schläft oder nicht. Aber sicher beantworten lässt sich die Frage »Schläft er oder tut er nur so?« nicht immer. Ein guter Schauspieler kann fast jeden Betrachter narren, indem er einfach mit geschlossenen Augen daliegt, ruhig atmet und die Muskeln entspannt. Auch Experten können sich irren – wie es zum Beispiel Peretz Lavie passierte, einem israelischen Schlafforscher von Weltrang. Eines Nachts kam Lavie in das von ihm geleitete Schlaflabor. Sein Chef war zu Besuch, stand gerade mit ein paar Technikern vor den Monitoren, auf denen die Messkurven eines mit allerlei Instrumenten verkabelten Probanden im Zimmer nebenan durchliefen. Lavie begann, »mit großer Gelehrsamkeit« über die charakteristischen Hirnströme des vermeintlichen Schläfers zu dozieren. Dann schaute die Gruppe hinüber in dessen Zimmer. Er lag wach auf seinem Bett und las ein Buch!

Und von innen? Aus der Subjektsicht ist der Unterschied zwischen Wachen und Schlafen auf den ersten Blick himmelweit. Auf den zweiten Blick verschwimmt er. »Habe ich gerade geschlafen?« ist eine Frage, bei der man sich leicht täuschen kann. Da gab es zum Beispiel eine ältere Patientin, die felsenfest behauptete, in ihren Nächten durchgehend wach zu liegen. Sie war sich dabei ganz sicher, denn schließlich hörte sie zu jeder vollen Stunde die Kirchturmuhr. Dann stellte sich heraus: Sie hörte tatsächlich jeden Glockenschlag, weil sie immer kurz zuvor aufwachte. Zwischen den Stundenschlägen aber schlief sie fest.*

Ähnliches passiert fast jede Nacht: Wir schlafen und glauben dabei, wach zu sein. Denn in fast jedem Traum täuschen wir uns eine Wachwelt vor. Diese Täuschung kann die raffiniertesten Formen annehmen. Zum Beispiel das, was »falsches Erwachen« genannt wird, wenn also jemand träumt, aufgewacht zu sein. Das kann ziemlich verwirrend sein, wenn man dann tatsächlich aufwacht.

Es ist wirklich vertrackt. Weder von außen noch von innen lässt sich sicher sagen, ob jemand schläft. Der Ausweg aus der Zwickmühle besteht darin, beide Sichtweisen zu vergleichen. Ein wacher Mensch lebt in der Welt, die ihn umgibt. Seine Sinne sind nach außen gerichtet, in dieselbe Welt, die auch sein Beobachter wahrnimmt. Ein schlafender Mensch ist dagegen in sich gekehrt, er reagiert nicht sinnvoll auf äußere Reize – außer sie sind so stark, dass er aufwacht. Seine Welt ist getrennt von der seines Beobachters. Er hat sich in eine selbst geschaffene

---

* Im Film *Léon, der Killer* von Luc Besson kommt es eines Morgens, nachdem Léon aus dem Schlaf hochschreckt, zu diesem Dialog zwischen ihm und seinem Schützling, der kleinen Mathilda:
Mathilda: »Entspann dich. Alles bestens. Gut geschlafen?«
Léon: »Ich schlafe nie richtig. Habe immer ein Auge offen.«
Mathilda: »Ach ja, ich vergaß. Weißt du, ich habe noch nie jemanden mit einem Auge offen so schnarchen gesehen.«
Léon: »Ich schnarche?«
Mathilda: »Wie ein Baby.«

Welt verabschiedet, die Welt seiner Träume und Nacht-gedanken.

Die Sache mit dem Außen und dem Innen beschäf-tigte schon Heraklit, den Urvater aller Philosophen: »Die Wachenden haben eine einzige und gemeinsame Welt, die Schlafenden aber wenden sich ihrer eigenen Welt zu«, schrieb er vor 2500 Jahren in seinem Werk *Über die Natur*. Wie aber funktioniert das, sich seiner eigenen Welt zuzu-wenden? Das ist die Frage, um die es in diesem Buch geht. Was geht in uns vor, wenn wir schlafen, und wie es uns gelingt, nachts eine eigene Welt für uns zu schaffen.

Pudding im Kopf

Die Antwort auf die Frage, was im Schlaf in uns vor sich geht, muss irgendwo in den drei Pfund Fleisch in unse-rem Schädel stecken: im Gehirn. Es ist unser wichtigstes Organ, jedes andere lässt sich spenden. Und das ist noch eine Untertreibung. Das Gehirn ist nicht nur das wich-tigste Organ eines Menschen, es ist sozusagen er selbst. Wer sein Gehirn verliert, ist nicht mehr er selbst.

Unser schönstes Organ ist das Gehirn freilich nicht. Manchmal wird es mit Pudding verglichen oder mit zer-kochtem Blumenkohl. Das passt allerdings nur auf ein totes Gehirn. Ein lebendes Gehirn ist prall und rosig vom Blut, das es durchströmt. Nur wenn der Blutfluss stoppt, erschlafft es. Ohne Kraftstoff beginnt es binnen Minuten abzusterben. Es verschlingt ein Fünftel unseres Umsatzes an Energie und Sauerstoff. Ein Wunder, dass die Evolution uns solch ein Luxusorgan spendiert hat.

Frühe Anatomen versuchten, dem Gehirn sein Geheimnis auf die brutale Art zu entlocken. Herophilos, der hellenische Gelehrte und Entdecker der Zirbeldrüse, dem wir schon um 21.00 Uhr begegnet sind, holte sich Häftlinge aus den königlichen Kerkern, durchlöcherte ihnen bei lebendigem Leib die Schädel und schaute hinein. Doch so einfach ist dem Gehirn seine Bedeutung nicht anzusehen. Auf den ersten Blick scheint es untätig im Schädelraum zu liegen. Es spürt weder Schmerz, noch hat es Muskeln, pumpt weder Luft noch Blut, pulsiert nur mit dem Herzschlag. Kein Wunder, dass antike Gelehrte das Gehirn gering schätzten. Aristoteles hielt den feuchten Schleim in unseren Schädeln für nichts weiter als den Kühlergrill des Kreislaufs, der dem Blut die Hitze des Herzens entzieht. Die Priester und Präparatoren der alten Ägypter, die sonst jedes Organ ihrer Mumien sorgfältig einbalsamierten, kratzten das Gehirn durch Ohren und Nase heraus.

Erst unter dem Mikroskop offenbart das Gehirn seine Raffinesse: 80 oder 90 Milliarden Neuronen, verbunden durch tausend Trillionen Synapsen – ausgeschrieben: 1 000 000 000 000 000. Jeder Mensch hat so viele neuronale Verbindungen im Kopf wie die gesamte Menschheit an Haaren auf dem Kopf; in jeder Sekunde wachsen Millionen neue. Jede davon ist mit 10 000 anderen verbunden und feuert zigmal pro Sekunde. Ein einziges Gehirn kann es an Rechenkraft mit allen Computern der Welt zusammen aufnehmen* – und verbraucht dabei so wenig Energie wie eine Glühbirne. Wir tragen das komplexeste

---

* Dieser Vergleich kann allerdings in die Irre führen, weil er dazu verleitet, das Gehirn als Rechenmaschine zu betrachten.

Objekt des bekannten Universums in unseren Schädeln herum. Welche Verwegenheit ist es da, verstehen zu wollen, was in diesem Dickicht vor sich geht – zumal im Schlaf, da man nicht einmal mit diesem Dickicht reden kann.

Von Descartes' Zeiten bis weit ins 20. Jahrhundert stellten die Neurologen sich das Gehirn als reine Reflexmaschine vor: Alles, was wir tun, steht am Ende einer Reaktionskette, an deren Anfang ein äußerer Reiz stand. Wenn wir uns kratzen, so glaubten die Reiztheoretiker, dann verursacht der Juckreiz die Handbewegung. Wenn wir Angst haben, dann ist dieses Gefühl verursacht vom schnelleren Herzklopfen, dachte kein Geringerer als William James, der bedeutendste amerikanische Psychologe und Philosoph um die Wende vom 19. zum 20. Jahrhundert. Nach Ansicht der Reflextheoretiker musste das Gehirn im Schlaf ruhen, da es abgekoppelt war von äußeren Reizen: Mattscheibe im Kopf! Schlaf langweilte sie daher.

Rückblickend ist es seltsam, dass sich diese Vorstellung so lange hielt. Denn sie stimmt ganz offensichtlich nicht. Menschen handeln nicht nur auf äußere Reize hin, sondern oft aus sich selbst heraus. Wenn es uns juckt, haben meist immer noch wir das letzte Wort darüber, ob wir uns kratzen oder nicht. Der Juckreiz ist nur eine unverbindliche Anregung zum Kratzen, der man jedoch widerstehen kann. Und Herzklopfen ist eine Folge von Angst, nicht ihre Ursache.

Auf einzelne Neuronen mag die Reflexdoktrin passen. Aber nicht auf das Gehirn als Ganzes. Aus ein paar Photonen, die auf die drei Zentimeter kleine Netzhaut prasseln, zaubert dieses wundersame Organ ein reiches Erleben der

Außenwelt. Und wenn es schläft, braucht es nicht einmal die Photonen. Dann holt es sich sein Spielmaterial aus seinem Inneren.

Jedes Schlaf-EEG – von Hans Bergers erster Messung im Jahr 1924 bis zu meinem Hypnogramm im Max-Planck-Institut 87 Jahre später – widerlegt die Vorstellung, dass im ungereizten Gehirn Sendepause herrscht. Man hätte die Reflexdoktrin also getrost zu den Akten der Wissenschaftsgeschichte legen können. Doch sie hatte einflussreiche Verfechter, unter ihnen den russischen Physiologen Iwan Pawlow* (1849–1936), Begründer des Behaviorismus und Nobelpreisträger, und den englischen Neurologen und Entdecker der Synapse, Charles Sherrington (1857–1952), ebenfalls Nobelpreisträger. Als ein Mitarbeiter Sherringtons einmal zu behaupten wagte, das Gehirn werde auch spontan aktiv, feuerte Sherrington ihn kurzerhand.

Die Lehrmeinung kippte erst, als in den 1990er-Jahren die bildgebenden Verfahren ein neues Fenster zum Gehirn öffneten. Einige Forschergruppen begannen, sich genauer anzuschauen, was im Gehirn geschieht, wenn es aus dem Ruhezustand eine neue Aufgabe angeht – zum Beispiel das laute Vorlesen eines Textes. Nach der Reflexdoktrin müsste das Gehirn dann aus dem Standby-Modus hochfahren und jene Areale aktivieren, die für diese Aufgabe zuständig sind. Das Gehirn folgte aber nicht der Doktrin. Die meisten Areale waren vorher schon aktiv und blieben es einfach. Einige wenige steigerten ihre Aktivität, in anderen ging die Aktivität sogar zurück.

---

* Ja, der berühmte Pawlow mit dem Hund und der Glocke.

Das Gehirn wartet nicht, bis es auf äußere Reize reagieren kann. Es ist vor allem mit sich selbst beschäftigt. »Ein großer Teil seiner Aktivität – zwischen 60 und 80 Prozent seines Energieverbrauchs – tritt in Schaltkreisen auf, die nichts mit äußeren Ereignissen zu tun haben«, sagt der amerikanische Neurologe Marcus Raichle. Eine neue Aufgabe steigert den Energieverbrauch nur um wenige Prozent. Um sich ihr zuzuwenden, muss das Gehirn sich aus seiner Selbstbeschäftigung reißen, daher der Aktivitätsrückgang in einigen Arealen.

Schon eine einfache Rechnung zeigt, dass das Gehirn nicht als Reiz-Reaktions-Maschine konzipiert ist: Der Datenstrom, den es von den Sinnesorganen erhält, entspricht ungefähr einem DSL-Anschluss – wie er vielleicht Ihren Computer zu Hause mit dem Internet verbindet. Aber die Zahl der Nervenimpulse im Gehirn pro Sekunde entspricht der vereinten Rechenkapazität aller Computer der Welt. Würde es nur auf die Daten von außen reagieren, dann wäre es völlig überdimensioniert.

Im Gehirn herrscht ein niemals verstummendes Stimmengewirr. Alle Areale rufen durcheinander, alle wollen gehört werden. Und in dieses Chaos muss irgendwie Ordnung gebracht werden, sonst wären wir zu keiner Wahrnehmung, keiner Handlung fähig. Der Trick dabei ist, die Areale zu Arbeitsgruppen zusammenzuschließen, die gemeinsam eine Aufgabe erledigen. »Netzwerke« nennen Forscher diese Arbeitsgruppen. Es gibt Netzwerke im Gehirn, die das Lesen übernehmen oder das Hören. Wer eine neue Fertigkeit lernt, trainiert ein Netzwerk in sich. In den Köpfen von Kindern müssen diese Netzwerke erst geknüpft werden, bei älteren Menschen müssen manchmal fachfremde Areale in einem Netzwerk aushelfen, weil die dort angestammten Areale nicht mehr so gut funktionieren.

Wenn es keine spezielle Aufgabe zu erledigen gibt, dann sucht das Gehirn sich eine. Zum Beispiel, als ich wach und fertig verkabelt auf dem Bett des Schlaflabors lag und auf die Freigabe zum Einschlafen wartete. In solchen Momenten wandern die Gedanken. Einschlafsituationen aus meiner Kindheit fielen mir ein, dann die Kinder meiner Schwester, die in den Niederlanden lebt, als Nächstes die Gemälde des Niederländers Jan Vermeer... Was sich aber anfühlt wie ein leichtes Spiel der Gedanken, ist eine Geistesleistung, die hervorzubringen Jahrmillionen an Entwicklungsarbeit gebraucht hat. Die Crème de la Crème meiner Hirnareale hatte sich zusammengeschlossen, um mir etwas zu bieten: Der *Präcuneus*, gelegen ungefähr unter dem Hauptwirbel des Kopfhaars, inszeniert die inneren Bilder. Darunter liegt das *posteriore Cingulum*, das den *Präcuneus* mit Geschichten aus dem Gedächtnis versorgt – der Drehbuchschreiber. Der *mediale präfrontale Cortex* hinter der Stirn verteilt die Rollen in diesen Geschichten, er ist zuständig für die Selbstwahrnehmung und das Hineindenken in andere Menschen. Die technischen Möglichkeiten des Schlaflabors reichen nicht, um diesen Verbund nachzuweisen. Marcus Raichle fand ihn im Jahr 2000 per fMRI. Er nannte ihn Ruhenetzwerk (englisch: *default mode network*). Es ist ein besonders wichtiges von ungezählt vielen Netzwerken im Gehirn. Eines davon steuert unsere Bewegungen und Körperwahrnehmung. Ein anderes Stimme und Gehör. Auch für Reflexreaktionen gibt es Netzwerke.

Das Ruhenetzwerk dirigiert also das Tagträumen – das typisch menschliche Denken an Dinge, die gerade nicht da sind, vielleicht in der Vergangenheit liegen, vielleicht in der Zukunft, vielleicht nie geschehen werden. Aber es ist vernünftig genug, uns nicht völlig darin verlieren zu lassen. Ungefähr alle 30 Sekunden macht das Ruhenetzwerk eine Pause, gibt die Kontrolle an die Systeme für die Außenwahrnehmung ab: Wo bin ich? Wie spät ist es? Sind meine Füße kalt? Was treibt die Assistentin? Wenn alles in Ordnung ist, übernimmt wieder das Ruhenetzwerk. Wenn etwas nicht stimmt, stoppt es sein Unterhaltungsprogramm.

Was aber im Schlaf geschieht, ist noch schwieriger zu erforschen. Die neuen Hirnscanner sind für den Schlaf der Versuchspersonen nicht gerade förderlich: Denn so ein Magnetresonanztomograf ist das Gegenteil einer gemütlichen Schlafstätte. Der Proband liegt in einer engen Röhre, in der ein Höllenlärm herrscht, sein Kopf ist fixiert wie in einem Schraubstock. Nicht wenige bekommen in dieser Situation Platzangst – an Schlaf ist da dann nicht zu denken. Und für einen PET-Scan muss ein radioaktiver Marker per Venentropf in die Blutbahn injiziert werden – eine eher beunruhigende Prozedur. Kein Wunder also, dass die Gehirnscanner das natürliche Schlafmuster verzerren. So unterdrückt etwa die lärmende Atmosphäre in einem fMRI-Scanner die traumreichsten Schlafphasen, den REM-Schlaf (aus dem Englischen: *rapid eye movement*). Bilder aus diesen Schlafphasen sind daher rar. Schlafmimosen wie ich sind für all solche Studien gänzlich ungeeignet.

Dazu kommen zusätzliche technische Tücken. Um von

einem Schlafenden ein wissenschaftlich aussagekräftiges fMRI-Bild zu machen, muss der Forscher wissen, in welcher Schlafphase sein Proband sich gerade befindet, und das geht nur per EEG. Nun sind aber magnetische Gegenstände in der Röhre eines fMRI streng verboten, denn die starken Magnetfelder des Instruments würden sie heftig umherschleudern. Die Elektroden eines üblichen EEG würden so zu gefährlichen Geschossen. Der Physiker Michael Czisch am Max-Planck-Institut für Psychiatrie in München war der Erste, dem es dennoch gelungen ist. Er und seine Mitarbeiter benutzen für ihre EEG-Elektroden ein Silbersalz, das zwar Strom leitet, aber nicht von Magnetfeldern erfasst wird – also nicht durch die Luft schießt. Inzwischen verstehen sich auch andere Forschergruppen auf die Kunst des Schlaf-fMRI, weltweit sind es aber nicht mehr als eine Handvoll.

Czisch und seine Mitarbeiter haben die schlummernden Gehirne ihrer wackeren Probanden bis in die tiefsten Schlafphasen im Scanner observiert. Und siehe da: Das Ruhenetzwerk blieb am Laufen. Im Schlaf, abgeschottet von der Welt, wandern die Gedanken weiter. Das Gehirn macht also niemals Pause.

Damit hat die Reflexdoktrin endgültig ausgedient. Sie war zu einfach – viel zu einfach! Nur äußerst einfache Lebewesen wie Amöben lassen sich als bloße Reiz-Reaktions-Maschinen beschreiben. Schon Fruchtfliegen sind zu komplex, sie zeigen sich im Labor spontan, handeln also ohne Reflexbogen. Übrigens sind Fruchtfliegen auch gute Schläfer, und das ist kein Zufall. Denn Spontaneität will vorbereitet sein. Nicht zuletzt dafür schlafen Fruchtfliegen und auch Menschen.

Gerade Träumen ist das Spontanste, was ein Mensch tun kann: Geschichten voller Bilder und Erlebnisse werden quasi aus dem Nichts gezaubert. Früher, in der Tradition der Reflexdoktrin, waren viele Forscher davon überzeugt, dass Träume doch Reaktionen auf irgendwelche Reize sein müssten, die den Schläfer teilweise wecken. Daher läuteten sie Glöckchen vor den Ohren ihrer schlafenden Versuchspersonen, quetschten ihre Arme, führten ihnen Erotikfilme vor, in der Hoffnung, ihre Träume manipulieren zu können. Doch es misslang. Fast nichts davon sickerte in die Träume. Allan Rechtschaffen in Chicago trieb es auf die Spitze: Er fixierte die Lider seiner Probanden mit Klebeband und brachte sie mit offenen Augen zum Einschlafen. Dann hielt er ihnen grell beleuchtete Gegenstände vor die Augen: Kämme, Bücher, Kaffeekannen... Doch vergeblich, die Betroffenen träumten von etwas anderem.

Im Schlaf, abgekehrt von den Sinnen, arbeitet das Gehirn weiter, aber anders als im Wachen. Die Besetzung der Arbeitsgruppen wechselt. Mal klinken sich die Gedächtnissysteme aus, was unsere Erinnerungslücken im Traum erklärt. Mal beteiligen sich die höheren Zentren der Großhirnrinde stimmgewaltig am inneren Chor, mal verstummen sie, weshalb uns im Schlaf die besten und die bizarrsten Ideen kommen – und manchmal beides in einem Traum. Das Ruhenetzwerk entkoppelt sich von der Außenwahrnehmung, und die inneren Stimmen bekommen mehr Gewicht. In der Abgeschiedenheit der Nacht knüpfen sich im Gehirn ganz neue Netzwerke für Aufgaben, für die es tagsüber zu hektisch ist: Wichtige Erinnerungen werden gefestigt, unwichtige Erinnerungen entsorgt, die sortierten Erinnerungen neu verknüpft und emotional neu bewertet. Bei manchen dieser Aufräumarbeiten verstehen die Forscher bereits ziemlich genau, was vor sich geht. Bei anderen können sie es bisher nur vermuten. Und jede Wette, dass wir im Schlaf Dinge tun, von denen noch kein Forscher etwas ahnt. Denn sie haben erst begonnen, die Welt zu erschließen, der wir uns im Schlaf zuwenden.

Welch ein Sinneswandel! Einst galt das schlafende Gehirn als scheintot. Jetzt erweist es sich als lebendige, zielstrebig arbeitende Maschine, die sich eine eigene Welt erschafft.

22.00 Uhr. Gähnen.
Der rätselhafte Drang, den Mund aufzureißen

Vielleicht müssen Sie jetzt gähnen. Damit stellen Sie die Wissenschaft schon wieder vor ein Rätsel. Niemand weiß genau Bescheid über das Gähnen. Eine ganze Reihe von Forschern hat sich damit befasst, aber keiner von ihnen hat herausgefunden, warum wir gelegentlich den Drang verspüren, den Mund aufzureißen und stimmhaft auszu-atmen. Im 19. Jahrhundert spekulierten Mediziner, dass eine Selbstvergiftung durch Abfallprodukte von Bakte-rien im Verdauungstrakt das Gähnen hervorrufe. Andere hielten es für Gymnastik der Atemorgane. Tatsächlich erhöht es die Pulsfrequenz um ein paar Schläge, aber das liegt schlicht an der Unterbrechung des Atemrhythmus. Widerlegt ist auch der verbreitete Glaube, dass Gähnen dem Gehirn mehr Sauerstoff verschafft. Ein einziger tiefer Atemzug reicht dazu nicht.

Ihren Zenit erreichte die Gähnforschung in den 1920er-Jahren. Im Jahr 1921 veröffentlichte der deutsche Medi-ziner Carl Mayer einen Aufsatz mit dem Titel »Physio-logisches und Pathologisches über das Gähnen« in der *Zeitschrift für Biologie*. Mayer hatte ganze Serien von Rönt-genbildern gähnender Versuchspersonen gemacht, kleine

Spiegel in ihre Luftröhren geführt und ihre Hälse abgetastet. Er beschrieb akribisch den Verlauf eines Gähnens. Nur bei der Erklärung der Ursache blieb er wortkarg: »zerebrale Ermüdung«. Inzwischen haben Psychiater beobachtet, dass manche Antidepressiva zum Gähnen anregen – nicht weil sie müde machen, sondern weil sie direkt auf die Gähnzentren im Gehirn wirken.

Und nicht nur Menschen gähnen. Es ist ein weitverbreitetes Phänomen in der Fauna. Fast alle kaltblütigen und warmblütigen Tiere gähnen nach demselben Muster, ob Fische, Vögel oder Säugetiere, ob ausgeschlafen oder nicht. Nur seltsamerweise Giraffen nicht. Eine gähnende Giraffe wurde zumindest noch nie beobachtet. Warum aber ausgerechnet Giraffen? Das ist eine der vielen offenen Fragen der Gähnforschung.

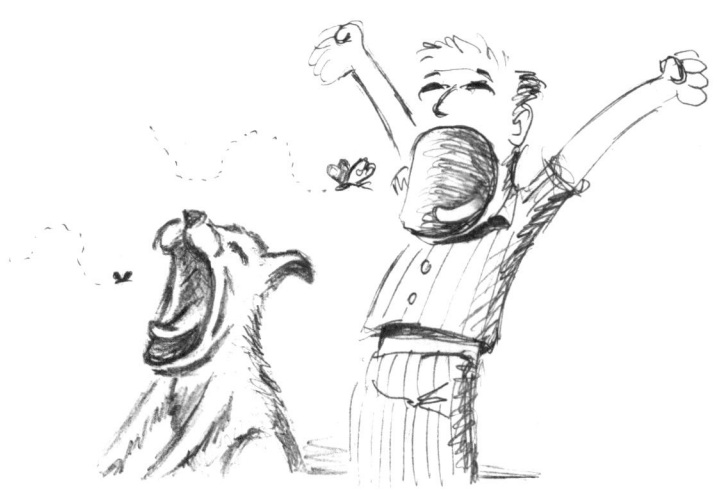

Der junge amerikanische Biologe Andrew Gallup erregte in den letzten Jahren Aufsehen mit einer neuen Theorie: Gähnen diene dazu, das Gehirn zu kühlen. Das Gehirn arbeite besser, wenn es gekühlt sei, sagt Gallup, daher helfe Gähnen uns dabei, den Kopf zu klären. Er hat eine Reihe von Studien durchgeführt, um seine Theorie zu belegen. In einer davon ließ er Versuchspersonen feuchte Handtücher an ihre Stirn drücken. Manche Handtücher waren warm, manche kalt. Gallup stellte fest, dass die Versuchspersonen mit warmen Handtüchern öfter gähnten. In einer weiteren Studie beobachtete er Wellensittiche bei verschiedenen Temperaturen. Wenn es wärmer war, gähnten die Wellensittiche öfter, woraus Gallup folgerte, dass sie sich damit Kühlung verschafften. Bei extremer Hitze stellten sie das Gähnen ein – vielleicht weil es dann zwecklos ist.

Gallups Gähnstudien sind jedoch umstritten. Seine Kritiker werfen ein, die Wellensittiche könnten mit dem Gähnen nicht nur ihr Gehirn kühlen, sondern ihren ganzen Körper. Überhaupt, für Vögel mag die Kühlungstheorie noch einleuchten, aber Menschen haben Schweißdrüsen, um sich zu kühlen, Gallups Befunde sind also nicht unbedingt auf sie übertragbar.

Vor allem aber beantwortet Gallups Theorie nicht die Schlüsselfrage der Gähnforschung: Warum ist es ansteckend? Der deutsche Ethnologe Karl von den Steinen beobachtete 1890 die Ureinwohner Australiens beim Gähnen und gelangte dabei zu der Vermutung, dass Gähnen die Müdigkeit in der Gruppe verteilt, um den Schlafrhythmus zu synchronisieren. Für die Theorie des sozialen Gähnens spricht auch der Befund amerikanischer Psychologen, dass sich Kinder vom Gähnen anderer erst ab einem Alter von vier Jahren anstecken lassen, also genau in dem Alter, in dem sich auch die Sozialkompetenz entwickelt. Sie lassen sich umso leichter anstecken, je empathischer, also mitfühlender sie sind.

Auch Schimpansen gelten als soziale Wesen – und auch ihr Gähnen wirkt ansteckend. Das Team des niederländischen Verhaltensforschers Frans de Waal hat beobachtet, dass Schimpansen sich leichter von ihren Bekannten anstecken lassen als von fremden Artgenossen – woraus de Waal schließt, dass Mitgähnen ein Zeichen von Mitgefühl zwischen den Tieren ist.

Gegen die soziale Gähntheorie spricht allerdings, dass bereits ungeborene Kinder ab ihrer elften Lebenswoche gähnen – isoliert von der Gruppe. Sie gähnen sogar häufiger als Erwachsene. Vielleicht üben sie schon mal? Erwachsene gähnen rund achtmal täglich fünf bis zehn Sekunden lang. Frauen und Männer gähnen gleich oft und lang.

So weit die Fakten. Was aber fehlt, sind Erklärungen. Warum Gähnen ansteckt, muss weiterhin als ungeklärt gelten. Dass es ansteckt, ist jedoch experimentell gesichert: Wer andere gähnen sieht, gähnt selbst. Blinde gähnen, wenn sie Gähngeräusche hören. Allein schon der Gedanke an Gähnen steigert den Gähndrang. Bei der Recherche für diesen Abschnitt fiel mir auf, dass in fast jedem Artikel über das Gähnen steht, dass schon die Lektüre des Artikels zum Gähnen anregt.

Wenn Sie jetzt gähnen müssen und ein Hund anwesend ist, dann gähnt der wahrscheinlich mit. Auch das ist experimentell erwiesen. In einem wegweisenden Versuch ließen drei Biologen der Universität London 29 Hunde von

Versuchspersonen angähnen. 21 Hunde gähnten zurück. Das ist eine Rückgähnquote von fast drei Viertel! Dabei legten die Hunde allerdings Wert auf authentisches Gähnen, wie sich im Kontrollversuch zeigte: Als die Versuchspersonen nur den Mund weit öffneten, ohne Gähngeräusch, gähnte kein einziger Hund zurück. Die Studie erschien im renommierten Fachjournal *Biology Letters*.

Um den Eindruck zu vermeiden, dass das alles sei, was die Medizin zum Gähnen zu sagen hätte, haben die Forscher wenigstens einen eindrucksvollen Fachausdruck dafür geprägt: Oszitation, von lateinisch *oscitare* für »den Mund weit aufsperren«. Dahinter steht dann in Fachlexika so etwas wie »tiefes Einatmen mit weit geöffneter Stimmritze, typischerweise mit geöffnetem Mund, oft begleitet von Bewegungen der Arme, ausgelöst durch bestimmte psychische Einflüsse«. Nicht gerade erhellend.

Warum wissen wir so wenig über das Gähnen? Warum gibt es nicht mehr Studien darüber? Vermutlich weil das Gähnen kein drängendes Problem ist. Exzessives Gähnen mag vielleicht lästig sein, aber mit Gähnen im Normalmaß lässt sich gut leben, auch wenn man nicht weiß, warum man gähnt.

23.00 Uhr. Einschlafen.
Versinken im Reich der hypnagogen Phantasie

»Schlaf« ist ein urdeutsches Wort, seine Wurzeln gehen tief in das Germanische zurück. »Sleps« sagten die Goten, »Slaf« hieß es im Althochdeutschen. Die ursprüngliche Bedeutung von »schlafen« war »erschlaffen« oder »schlapp werden«. Aus der alten Wurzel stammt auch das englische *sleep* und das niederländische *slaap*. Auch die deutsche »Schläfe« kommt von »Schlaf«, auf ihr legt man den Kopf zum Schlafen ab.

Schon früh bekam »schlafen« eine Nebenbedeutung, bei der das »Erschlaffen« eher unerwünscht ist: das »miteinander Schlafen« zweier Menschen. Schon seit dem 15. Jahrhundert ist dafür das Wort »Beischlaf« belegt. Doch »schlafen« kann auch sterben bedeuten: entschlafen.

Das englische Verb *to fall asleep* ist eigentlich treffender als das deutsche »einschlafen«. Denn man muss sich in den Schlaf fallen lassen, sich ihm hingeben. Auf Kommando einschlafen geht nicht. Denn dieses Kommando müsste der Verstand geben – das Kommando zu seiner eigenen Abschaltung. Das kann er nicht. Wenn wir einschlafen, übernimmt etwas anderes das Kommando. Der Verstand kann sich da nur fügen. Was aber ist das, dieses andere? Ganz schön mutig, die Kontrolle über den Körper und das Geschehen im eigenen Kopf abzugeben. An wen oder was eigentlich? Was gibt uns die Gewissheit, dass alles gut geht, während wir schlafen? Und dass wir wieder aufwachen? »Schlafen ist ein Glaubensakt«, schrieb die amerikanische Essayistin Barbara Grizzuti Harrison.

Früher stellten die Naturforscher sich die Sache ziemlich einfach vor, nämlich so, wie die Überautorität Aristoteles es gelehrt hatte: Eine »Essenz des Schlafs« fließe abends durch unsere Körper. Jahrtausendelang suchten die Mediziner nach dieser Essenz, sie suchten und suchten. Zu Beginn des 20. Jahrhunderts suchten sie immer noch. Auf die Milchsäure fiel der Verdacht, auf die Kohlensäure und auf das Cholesterin. Von ominösen Stoffen wie »Weißgiften« oder »Urotoxinen« wurde fabuliert. Nichts davon stimmte. Im Jahr 1907 machten dann zwei Franzosen von sich reden: Die Doktoren Henri Piéron und René Legendre extrahierten aus den Gehirnen übermüdeter Hunde, die ihre Assistenten zuvor tagelang durch Paris getrieben hatten, eine Flüssigkeit und spritzten sie ausgeschlafenen Hunden in den Schädel, die daraufhin tatsächlich einschliefen. »Hypnotoxin« tauften Piéron und Legendre ihren Fund. Weltweit eiferten die Kollegen ihnen in der Folge nach. In den USA filterten Forscher das Blut schlafender Versuchstiere auf die Essenz des Schlafs hin. Durch deutsche Fachjournale geisterten ein »Schlafstoff« und ein »Bromhormon«, lösten sich aber alsbald wieder in Luft auf.

Am nahesten dran war John Pappenheimer von der Harvard Medical School. Mitte der 1960er-Jahre extrahierte er aus dem Hirnwasser von Ziegen, die er am Schlafen gehindert hatte, eine bis dahin unbekannte Substanz, die er »Faktor S« nannte. Wenn er sie Ratten spritzte, schliefen diese in der Tat mehr als ihre Artgenossen. Pappenheimer identifizierte den Faktor S als Aminosäurekette und fand ihn auch in menschlichem Urin. Mühselig fischte er sieben Millionstel Gramm Faktor S aus 3000 Litern Urin – und versetzte mit dieser winzigen Menge 500 Kaninchen für sechs Stunden in Tiefschlaf. Akribische Detektivarbeit brachte später ans Licht, dass der Faktor S dem Stoffwechsel von Bakterien entstammt und eigentlich nicht den Schlaf stimuliert, sondern das Immunsystem, das darauf mit Fieber und der Produktion von Entzündungseiweißen, sogenannten Interleukinen, antwortet – die wiederum müde machen. Als Wunderdroge gegen Schlaflosigkeit taugt Faktor S also nicht. Aber ganz vergeblich war Pappenheimers Urinscheffelei nicht. Immerhin brachte sie die Forscher auf die schlaffördernde Wirkung der Interleukine.

Heute glaubt kein Mediziner und Biologe, der noch ganz bei Sinnen ist, an eine Essenz des Schlafs. Die Forscher haben allerdings eine ganze Reihe von körpereigenen Substanzen dingfest gemacht, die den Schlaf regeln, und die meisten von ihnen regeln auch noch andere Körperfunktionen. Die Chemie des Einschlafens ist viel zu komplex und umfassend, um von einer einzelnen Substanz gesteuert zu werden – und ist erst in Ansätzen verstanden. Dutzende Transmitter spielen dabei mit. Sie haben Namen wie Serotonin, Somatotropin, Corticotropin, Noradrenalin, Histamin, Adenosin, Orexin oder Hypocretin. Manche dieser Stoffe vertiefen den Schlaf. Manche, wie Orexin, machen wach. Andere, wie Adenosin, blockieren die Wachmacher. Koffein blockiert die Blockierer. Deshalb liegen die Chancen auf eine Pille, die den Schlaf in all seinen Facetten ersetzt, bei null.

Wie sich das Einschlafen anfühlt, weiß jeder: Die Gedanken fließen langsamer, die Reaktionszeiten wachsen und die Muskelspannung sinkt. Man neigt zum Frösteln, die Körpertemperatur liegt ein halbes Grad Celsius unter ihrem Durchschnittswert. Mit der Temperatur sinkt auch die Stimmung. Melatonin macht melancholisch, deshalb kommt die Nacht uns manchmal düster vor. Nicht zufällig haben Melatonin und Melancholie die ersten zwei Silben gemeinsam: *Mela* ist das altgriechische Wort für düster oder schwarz.

Das Bett lockt. Licht aus, der Kopf sinkt ins Kissen. Wäre die Person jetzt mit Elektroden verkabelt, würde das geübte Auge eines Fachmanns auf dem Monitor des EEG einen kräftigen Schlafdruck erkennen: langsame Reizwellen, mit denen die Neuronen sich in den Schlaf wiegen wollen. Das Gehirn ist erschöpft, es braucht Ruhe von der Welt.

Hätten Sie vor 60 Jahren einen Schlafforscher gefragt – immerhin gab es damals bereits ein paar davon –, dann hätte er ihnen wahrscheinlich erklärt, dass jetzt auch in Ihrem Kopf die Lichter ausgehen. Schlaf galt damals als rein passiver Zustand, als zwangsläufige Folge der Entkopplung von Gehirn und Körper. Wenn dabei überhaupt etwas vor sich gehe, so waren die Schlafforscher überzeugt, dann nichts anderes als im Wachen, nur weniger. Inzwischen wissen sie, dass der Zentralrechner beim Einschlafen keineswegs herunterfährt. Das tut er nie, sofern er nicht gewaltsam – mechanisch oder chemisch – ausgeknockt wird. Er wechselt nur den Betriebsmodus.

Es geht sofort los, sobald Sie die Augen geschlossen haben. Sofort ebben die schnellen Hirnstromwellen ab, die im Zustand der Wachsamkeit das Kopfgeschehen prägen – die Beta-Wellen. Und aus den Arealen gleich hinter der Stirn branden die langsameren, aber kräftigeren Alpha-Wellen durch das Gehirn.*

Das gemeinsame Auftreten von Alpha-Wellen und Entspannung verleitete manche Forscher in den 1960er- und 1970er-Jahren dazu, beide gleichzusetzen. »Biofeedback« war angesagt, es entstand eine ganze Industrie für elektronische Apparate, die den Menschen ermöglichen sollten, sich unter Alpha-Wellen zu setzen. So sollten sie lernen, sich zu entspannen. Die skurrilen Geräte verschwanden jedoch bald schon in den Kellern. Zwar hatten viele ihrer Nutzer tatsächlich Alpha-Wellen in ihrem Kopf erzeugt, aber ohne messbare Entspannungswirkung. Mit den Alpha-Wellen und der Entspannung ist es nämlich wie mit Rauch und Feuer. Das eine ist ein Zeichen für das andere. Aber eine Rauchbombe ist eben nicht der beste Weg, um ein Feuer zu machen. Und ebenso sind Alpha-Wellen nicht der beste Weg, um sich zu entspannen.

---

* Bis vor Kurzem dachten die Forscher, dass die Alpha-Wellen mit dem Einschlafen verebben. Aber inzwischen wissen sie, dass die Alpha-Wellen die ganze Nacht durchs Gehirn wabern – und auch im Schlaf ein Signal für Entspannung sind. Je mehr Alpha-Wellen ein schlafendes Gehirn produziert, desto schwieriger ist es zu wecken.

Föhnen macht müde

Allein Abendlicht und das Schließen der Augen schicken uns noch nicht in den Schlaf, das weiß jeder, der sich schon mal nach einem Fernflug gen Osten oder vor einem kritischen Meeting stundenlang im Bett herumgewälzt hat. Denn um einschlafen zu können, müssen mehrere Dinge stimmen:

- Entspannung: Wer abends noch Probleme wälzt, verhindert, dass die Alpha-Wellen sein Gehirn in den Schlaf schaukeln. Alles, was die Seele streichelt – schöne Bilder, gutes Essen, angenehme Gedanken, Gespräche mit lieben Menschen –, fördert das Einschlafen. Es kann sehr unterschiedlich lang dauern, bis die Anspannung des Tages sich löst. Wenn Sie einen erfüllten Tag hatten, vielleicht zum Abschluss noch gefeiert haben, ist es eine Sache weniger Minuten. Wenn Ihr Tag eher nervenaufreibend als erfolgreich verlief, kann es sich dagegen über Stunden hinziehen. Sich entspannen, loslassen, das ist leichter gesagt als getan. Jeder weiß, dass die Gedanken an die 127 Dinge, die es noch zu erledigen gilt, an den cholerischen Chef und den negativen Kontostand den Schlaf nicht fördern. Aber einfach nicht daran denken funktioniert meist nicht. Man kann sich nun mal nicht dazu zwingen, an etwas nicht zu denken. Ein guter Trick ist, die Sorgen zu verschieben: »Ja, ich werde mich damit beschäftigen, aber morgen.«
- Schläfrigkeit: Die innere Uhr muss auf Schlafbereitschaft stehen – das tut sie vor allem zur gewohnten Bettzeit. An der inneren Uhr lässt sich nicht schnell mal drehen. Sie ist es, die uns bei Jetlag wach hält.

- Müdigkeit: Der inneren Uhr ist es ziemlich egal, was ihr Besitzer tagsüber tut. Sie läuft und läuft. Aber das Tagwerk hinterlässt Spuren im Gehirn. Wenn es an seine Kapazitätsgrenze gerät, signalisiert es Müdigkeit. Wer tagsüber viel Neues erfahren hat, schläft besser. Wichtig dabei ist, dass man das Neue wirklich erfährt, nicht nur auf sich einrieseln lässt. Wer Fernsehen als *Leanback*-Medium konsumiert, wird allenfalls träge davon. Nur wer im *Lean-forward*-Modus davorsitzt, also aufmerksam und mitdenkend, wird müde.

Diese drei Faktoren sind unterschiedlich ausgeprägt, je nachdem, wie der Tag gelaufen ist. Ein lockerer Dauerlauf am frühen Abend wirkt eher entspannend als ermüdend. Wer dagegen zehn Kilometer rennt, so schnell er kann, wird davon eher müde, aber angespannt. »Aha«, könnte ein kritischer Beobachter dazwischenrufen, »das beweist doch wohl, dass auch die Muskeln ihren Schlaf brauchen, nicht nur das Gehirn.« Liegt nahe, stimmt aber nicht. In jahrelanger Detektivarbeit hat der englische Schlafforscher Jim Horne herausgefunden, dass es für die Ermüdung nicht auf die Erschöpfung der Muskeln ankommt – sondern auf die Körpertemperatur: »Entscheidend ist schlichtweg, wie heiß wir werden«, sagt Horne, »egal ob durch körperliche Betätigung oder etwas anderes.« Genauer gesagt, es kommt darauf an, wie heiß das Gehirn wird. Denn ein heißer Körper bedeutet auch ein heißes Gehirn. Speziell eine winzige Gruppe von Gehirnzellen, vermutlich nur 100 000 an der Zahl, im *Hypothalamus* an der Basis des Vorderhirns wird aufgeheizt. »Einschlafneuronen« (*sleep-on neurons*) heißen sie, denn sie sind nur im Tiefschlaf aktiv. Sie scheinen den Schlaf einzuleiten, und sie sind temperaturempfindlich: Hitze weckt sie. Sie sind verantwortlich dafür, dass wir uns nach einem heißen Bad, an einem Sommertag am Strand oder bei Fieber müde fühlen. Warum sie auf Hitze reagieren, ist noch nicht geklärt. Vermutlich weil Hitze den Stoffwechsel anregt. »Speziell der Stoffwechsel der Großhirnrinde beschleunigt sich«, sagt Jim Horne. »Sie braucht mehr Erholung, deshalb schlafen wir tiefer.«

Das ist eine gute Nachricht für alle Couchkartoffeln: Sie brauchen sich nicht körperlich anzustrengen, um müde zu werden, ein warmes Bad genügt. Oder sogar Warmluft aus dem Föhn ins Gesicht. Jim Horne hat es an seinen Probanden ausprobiert. Zum Einschlafen selbst ist es allerdings besser, sich wieder abzukühlen, denn im Gegensatz zu den Einschlafneuronen verbindet der Körper eine erhöhte oder steigende Kerntemperatur mit Wachheit. Nach einem heißen Bad übernimmt der Körper das Abkühlen von selbst, er überkompensiert die äußere Hitze und lässt seine Kerntemperatur unter das gewohnte Niveau sinken. Wenige Zehntelgrad, das reicht als Einschlafsignal. Also: zuerst wärmer, dann kühler, das ist das Einschlafrezept.

Dagegen taugt Alkohol nicht als Einschlafhilfe. Zwar kann er den Geist entspannen und so das Einschlafen fördern. Aber er bringt die natürliche Abfolge der Schlafphasen durcheinander. Nach ein paar Stunden hat der Stoffwechsel ihn abgebaut, die Körpertemperatur steigt, man wacht auf. Unter dem Strich ist es erholsamer, vorerst unentspannt, dafür nüchtern zu bleiben, etwas später einzuschlafen, aber dafür richtig. Das gilt für Frauen noch mehr als für Männer, denn der weibliche Stoffwechsel kommt schlechter mit Alkohol zurecht.

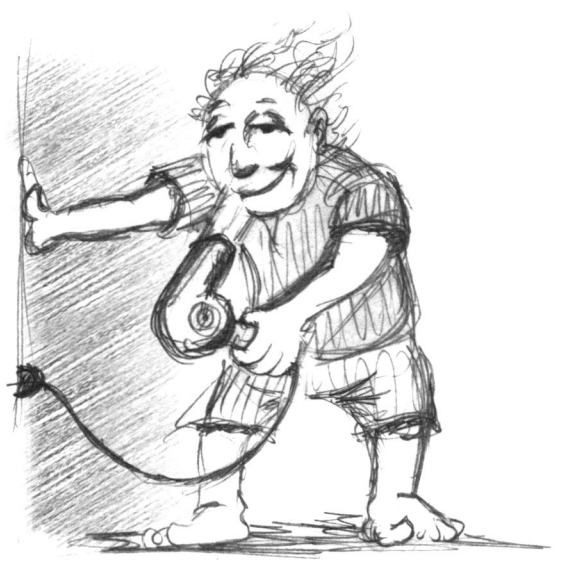

Ob durch Sport, Nachdenken oder heiße Luft: Ein reger Hirnstoffwechsel ist der Müdemacher. Die Schlüsselrolle dabei spielt Adenosin-Triphosphat (ATP), der wichtigste Treibstoff unserer Zellen. Jeder Gedanke, den Sie haben, und jede Sorge, die Sie sich machen, verbraucht etwas ATP. Jedes Mal, wenn Sie etwas Neues lernen, bilden sich neue Verbindungen zwischen Ihren Gehirnzellen, befeuert von einem Schuss ATP. In Ihrem Gehirn verteilt sitzen spezielle Rezeptoren, die über den ATP-Fluss sorgfältig Buch führen. Wenn die Buchhalter befinden, dass das Tagwerk vollbracht ist, schütten sie Zytokine aus, kleine Proteine, die den Schlaf regulieren. Dieses Schlafsignal ist lokal, es kann in manchen Hirnregionen stärker sein als in anderen. Unser Gehirn schläft nicht auf einmal ein. Es kann also passieren, dass einige Areale wach bleiben, während andere schon mal wegdösen.

Auf dem Weg vom Wachen zum Schlafen durchqueren wir eine Dämmerzone mit einem veränderten Bewusstsein, die man umgangssprachlich »Dösen«, wissenschaftlich »Hypnagogie« nennt. Unsere Gedanken lösen sich aus dem Regime der Außenwelt, ziehen sich von den Sinnen nach innen zurück, werden immer eigenartiger und ketten sich assoziativ statt logisch aneinander. Besonders die bildliche Vorstellung lebt auf. Manche Menschen beginnen zu halluzinieren, sehen Lichter blinken oder ganze Bilder, hören Töne, oft ihren Namen. Alle Sinne können mitspielen im schöpferischen Schwebezustand zwischen Schlafen und Wachen, nicht nur das Sehen, auch das Hören und Tasten. Der Dichter Jean Paul (1763–1825) halluzinierte in hypnagogem Zustand sogar Geruchs- und Geschmackserlebnisse. Manchmal verschwimmen die Grenzen zwischen den Sinnen, man hört Bilder, sieht Töne: Synästhesie. Keine Sorge, das ist keine Fehlfunktion, sondern eine normale Einschlafphase. Nur lassen die meisten Menschen sie unbeachtet vorüberziehen.

Was in dieser Dämmerphase im Gehirn vor sich geht, hat der französische Neurologe Michel Magnin in einer aufsehenerregenden Studie an 13 Epilepsie-Kranken gemessen. Den Patienten waren zur Behandlung mehrere Elektroden ins Gehirn gepflanzt worden. Magnin zweckentfremdete die Elektroden, um zu verfolgen, in welcher Reihenfolge die Hirnareale einschlafen, und beobachtete, dass nicht alle Areale gleichmäßig herunterfahren. Der *Thalamus*, eine evolutionär uralte Struktur mitten im

Gehirn, dämmert früher weg als die Großhirnrinde. In mehr als 93 Prozent der Messungen, die Magnin durchführte, sank zuerst die Aktivität des *Thalamus*, dann durchschnittlich neun Minuten später die der Großhirnrinde. Der *Thalamus* fuhr aber nicht nur früher, sondern auch schneller herunter als die Großhirnrinde. Offenbar ist er empfindlicher für Alpha-Wellen.

Diese neun Minuten Verlängerung für die Großhirnrinde sind entscheidend für die Hypnagogie, denn der *Thalamus* ist sozusagen der Torwächter des Bewusstseins. Er entscheidet, welche Signale zur Großhirnrinde dürfen. Bei Hunger lässt er zum Beispiel großzügig Ideen zur Nahrungsbeschaffung passieren, zur Paarungszeit sexuelle Impulse. Was er für unwichtig befindet, hält er zurück. Beim Einschlafen bleibt die Großhirnrinde für ein paar Minuten unbeaufsichtigt. Sie kann nach Belieben mit Bildern und Ideen spielen. Wenn der Wächter schläft, sind die Gedanken frei.

Die bedeutendste Wahnvorstellung der Wissenschaftsgeschichte

Warum die Natur solche Spielereien zulässt, weiß noch niemand. Vielleicht ist die Hypnagogie nur eine ihrer Launen. Vielleicht hat die Dämmerzone aber auch eine bisher nicht erkannte biologische Funktion. In dieser Phase des befreiten Bewusstseins verschwimmen Traum und Wirklichkeit, weil die Großhirnrinde die Signale nicht mehr sicher sortieren kann. Aber diese Zweideutigkeit hat auch ihren Segen. Mit dem Schwinden des Wirklichkeitssinns wächst der Möglichkeitssinn. Wer diesen Zustand unbeachtet vorübergleiten lässt, verpasst etwas.

Der Chemiker August Kekulé hat ihn gut genutzt. Eines Abends des Jahres 1865 döste der 36-Jährige im Sessel in seinem düsteren Junggesellenzimmer. Vor seinem geistigen Auge begann ein Tanz der Atome. Die Teilchen fügten sich zu »größeren Gebilden mannigfacher Gestalt«, erinnerte Kekulé sich später, »schlangenartig sich windend und drehend«. Und da, plötzlich, biss sich eine der Atomschlangen in den Schwanz. Ein Molekül in Ringform! So einfach eigentlich, aber so schwer zu sehen, wenn man sich sein Leben lang nur mit Kettenmolekülen beschäftigt hat. Kekulé erwachte »wie durch einen Blitzstrahl«. Er hatte die ringförmige Struktur des Benzolmoleküls erkannt. Es war eine der wichtigsten Entdeckungen der Chemie und wohl die bedeutendste Wahnvorstellung der Wissenschaftsgeschichte. Im hypnagogen Schlummer hatte Kekulé einen Gedankenschritt gemacht, an dem er und seine Kollegen im Wachzustand jahrzehntelang gescheitert waren – und damit eindrucksvoll demonstriert, wie die assoziative Logik des Schlafbewusstseins das von der Außenwelt gemaßregelte Wachdenken übertrumpfen kann.

Bewusster in den Schlaf hinübergleiten, dafür gibt es kein Rezept, außer es einfach zu tun. Achten Sie darauf, wie Ihr Bewusstsein sich wandelt, während Sie wegdämmern. Üben Sie, es sanft zu lenken, zu visualisieren und zu imaginieren, dann die Szenerie vor ihren geschlossenen Augen frei fließen zu lassen. Es klappt besser, wenn Sie nicht zu müde sind, sonst wandern Sie zu schnell in den Tiefschlaf. Vielleicht fällt Ihnen das Üben beim Nach-

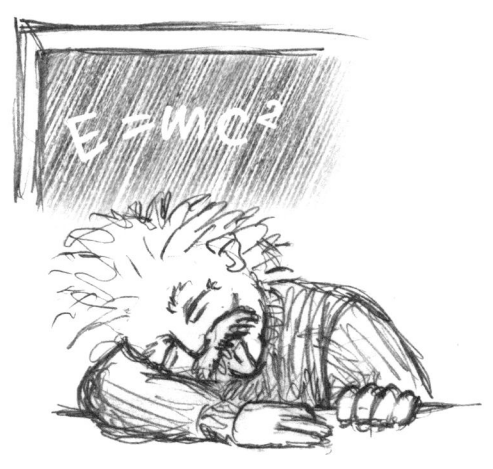

mittagsnickerchen leichter. Oder Sie lassen sich von gezielten äußeren Reizen in der Schwebe zwischen Wachen und Tiefschlaf halten. Etwa von einem Wecker mit Schlummertaste. Von Salvator Dalí soll der Trick stammen, beim Dösen im Sessel einen Schlüsselbund in der Hand zu halten. Driftet man zu tief hinab, entspannt die Hand, der scheppernde Schlüsselband holt den Schläfer wieder hinauf. Spanische Sessel eignen sich da besonders, empfahl Dalí. Noch besser funktioniere es, wenn man zuvor Seeigel diniert habe, gesammelt in den zwei Tagen vor Vollmond und zubereitet à la Catalane. In anderen Überlieferungen stammt der Schlüsseltrick allerdings von Albert Einstein oder von Thomas Edison – jedenfalls von einem Genie.

Gute Hypnagogie lässt sich auch in öffentlichen Verkehrsmitteln erzielen. Die monotonen Hintergrundgeräusche in Bussen und Bahnen, durchsetzt von den regelmäßigen Stopps, halten Tagträumer stabil im Halbschlaf. Nur Achtung, beim Erkunden des eigenen Bewusstseins nicht die Haltestelle verpassen!

Manche Wissenschaftler haben bezweifelt, dass Hypnagogie überhaupt etwas mit Schlafen zu tun hat. Sie argumentierten, es sei das Gleiche wie Tagträumen, das Ergebnis einer von den Sinnen abdriftenden Aufmerksamkeit. Der tschechisch-deutsche Psychologe Jiri Wackermann machte den Test: Er verglich die EEG-Daten hypnagoger Versuchspersonen und wacher Probanden, die er diffusen Reizen aussetzte – Rauschen und unstrukturiertem Licht. Sie alle berichteten von ungewöhnlichen visuellen Erlebnissen. Aber das EEG zeichnete völlig unterschiedliche Aktivitätsmuster auf. Hypnagogie ist also mehr als Entspannung unter gedämpften Sinnesreizen.

Vielleicht schrecken Sie in dieser Dämmerphase manchmal auf, weil eine unwillkürliche Zuckung Ihren Körper durchfährt. »Einschlafmyoklonie« nennen Schlafforscher dieses Phänomen, das fast jeden Menschen gelegentlich von der Matratze schnellen lässt wie einen Knackfrosch. Eine gesicherte Erklärung dafür gibt es nicht. Einschlafmyoklonien könnten eine Fehlfunktion sein, die entsteht, wenn das Gehirn die Muskeln auf Entspannung schaltet – so wie ein Auto ruckt, wenn man beim Herunterschalten die Kupplung zu schnell kommen lässt. Aber womöglich hatten die Einschlafmyoklonien in grauer Vorzeit durchaus ihren Sinn. Sie könnten verhindert haben, dass unsere Urahnen beim Schlafen von den Bäumen fielen. Einschlafmyoklonien entstehen in den tiefen, archaischen Regionen des Gehirns. Sie sind oft verbunden mit kurzen inneren Erlebnissen: Man träumt zum Beispiel, eine Treppe herunterzufallen, auf Eis auszurutschen oder – wie ich häufig – mit dem Fahrrad zu stürzen. In diesen Mini-Träumen zeigt sich die Improvisationskunst des Gehirns. Sie scheinen vor der Zuckung zu starten, aber tatsächlich muss das Gehirn sie sich in Sekundenbruchteilen zusammenreimen, sobald es die Myoklonie kommen spürt.

Nach einigen Minuten schließt sich das Hypnagogie-Fenster. In einigen Hirnregionen zeichnet das EEG jetzt episodische Pulse namens »Schlafspindeln« auf, die eine wichtige Rolle beim Aufräumen der Tageseindrücke im Gehirn spielen. Sie heißen so, weil sie in den EEG-Kurven wie liegende Spindeln aussehen. In anderen Regionen misst das EEG die weit ausladenden K-Komplexe, das untrügliche Zeichen für Schlaf.* Aus Sicht des Mediziners vor dem Monitor im Schlaflabor ist der Proband jetzt im streng wissenschaftlichen Sinn eingeschlafen.

Wie stark die Kräfte sind, die uns von den Sinnen abziehen, zeigte eines der rabiaten Experimente von Allan Rechtschaffen. Um den Moment des Einschlafens einzufangen, platzierte Rechtschaffen seine Probanden auf Liegen, verkabelte ihre Köpfe mit EEG und fixierte ihre Augenlider im offenen Zustand mit Klebeband. Vor ihren Augen blitzte unregelmäßig, alle paar Sekunden eine gleißend helle Stroboskopleuchte. Bei jedem Blitz sollten sie einen Knopf drücken. Das taten sie auch brav, stundenlang, dann plötzlich nicht mehr. Als Rechtschaffen sie später fragte, warum sie nicht mehr drückten, antworte-

---

* Spindeln und K-Komplexe werden uns um 23.30 Uhr wiederbegegnen.

ten sie, sie hätten kein Licht mehr gesehen. Das EEG zeigte: Sie waren eingeschlafen.

Dann geschieht etwas Seltsames. Dieses Bewusstsein scheint sich im Nichts zu verlieren. Der Moment des Einschlafens ist für das Bewusstsein nicht zu erhaschen, denn in diesem Moment entschlummert es selbst. Es ist ein zutiefst philosophischer Augenblick. In ihm liegt ein Schlüssel zum Rätsel des Bewusstseins.

Bewusstsein – kaum ein Begriff hat die Philosophen in den letzten Jahrhunderten mehr beschäftigt. Mal glaubten sie, ihn durchschaut zu haben, mal erklärten sie ihn für sinnlos. Die meiste Zeit des 20. Jahrhunderts setzte ein Philosoph seinen akademischen Ruf aufs Spiel, wenn er »das B-Wort« auch nur in den Mund nahm. Bewusstsein gibt es gar nicht, war die herrschende Meinung, weil es mit den Werkzeugen der Naturwissenschaft nicht zu fassen schien. Der Begriff des Bewusstseins galt daher als Chimäre. Inzwischen sind die meisten Philosophen überzeugt, dass wir durchaus Bewusstsein haben und dass es eine wichtige Rolle in unserem Hirngeschehen spielt.

Theoretisch weiß niemand genau, was Bewusstsein ist. Praktisch kennt es jeder: »Es ist, was jede Nacht verschwindet, wenn wir in traumlosen Schlaf fallen«, sagt der Neurologe Giulio Tononi von der University of Wisconsin, »und was wiederkommt, wenn wir aufwachen oder träumen.«

Wer seinem Bewusstsein etwas zu arbeiten geben will, braucht nur in einen Apfel zu beißen – ein Erlebnis für alle Sinne. Man fühlt die glatte Schale der Frucht, riecht ihren Duft, beißt mit einem Krachen hinein, schmeckt ihre Säure. Wenn Forscher Apfelessern mit dem fMRI in den Kopf schauen, stoßen sie auf eine merkwürdige Diskrepanz zwischen der objektiv beobachtbaren Gehirnaktivität und dem subjektiven Erleben: Im Gehirn des Apfelessers sind die Qualitäten des Apfels – Säure, Glattheit, das Knacken des Fruchtfleischs – separat gespeichert. Sie sind da, aber zunächst nur nebeneinander. Im Bewusstsein fließen all diese Eindrücke jedoch zu einer einzigen Wahrnehmung zusammen. Wir erleben sie als nahtlose Einheit. Viele Forscher und Philosophen glauben, dass darin das Wesen des Bewusstseins liegt: Es fasst das milliardenstimmige Neuronengeplapper zu einem einheitlichen Ganzen zusammen. »Bewusstsein ist die Integration von Information«, stellt Giulio Tononi fest.

Wenn Sie den Apfel noch etwas länger in Ihrem Bewusstsein verweilen lassen, geht es weiter. Vielleicht erinnern Sie sich, was der Apfel gekostet hat oder wie Sie in Ihrer Kindheit einen Apfelbaum bestiegen haben. Vielleicht fällt Ihnen Newtons Apfel ein oder der Apfel aus der Bibel oder das Elektronikunternehmen Apple. Die Integrationsleistung des Bewusstseins geht weit über bloße Sinneseindrücke hinaus. In ihm fließen auch höhere Phänomene unseres Geistes- und Seelenlebens zusammen: Gedanken, Gefühle, Impulse und Triebe. Manchmal klappt es mit dem Zusammenfließen, manchmal nicht. Dann können Sie in einen inneren Widerstreit von Denken und Fühlen geraten – der Kopf will anders als der Bauch. Das Bewusstsein kann nur zusammenführen, was zusammenpasst.

Es mag uns selbstverständlich scheinen, die Qualitäten eines Apfels als Einheit zu erleben, aber nicht alle Menschen können das. Der amerikanische Neurologe Branch

Coslett berichtet etwa von einem Patienten mit den Initialen BP, der an Simultanagnosie leidet: Sein Bewusstsein schafft nur einen Gegenstand auf einmal. Ein anderer namens KE schafft sogar nur einen Aspekt eines Gegenstands auf einmal. Zum Beispiel kann er Linienzeichnungen von Früchten wie Tomaten und Zitronen richtig benennen. Aber ihre Farbe erkennt er dann nicht – zumindest nicht bewusst. Allerdings fällt ihm die Benennung leichter, wenn die Zeichnungen richtig eingefärbt sind, also die Zitrone gelb ist und die Tomate rot. Offenbar registriert sein Gehirn durchaus die Farbe, sie fließt nur nicht ins Bewusstsein.

Unbewusste Wahrnehmung ist keine Krankheit. Jeder Mensch hat sie in jeder Sekunde.* Das Bewusstsein ist wie ein Scheinwerfer, der nur einen kleinen Ausschnitt dessen beleuchtet, was in unserem Kopf vorgeht. Wenn alles erhellt wäre, wären wir überwältigt. Unser Gehirn wäre überfordert damit, alles zu einem einheitlichen bewussten Erleben zusammenzubinden.

Mit dem Einschlafen verlieren wir zwar das Bewusstsein, aber das Gehirn bleibt aktiv. »Die Neuronen plappern einfach weiter«, sagt Giulio Tononi, »aber dennoch:

---

* Ein klassischer Nachweis der unbewussten Wahrnehmung ist, eine Tafel so weit entfernt von Versuchspersonen aufzustellen, dass sie die Zeichen darauf nicht mehr lesen können. Doch wenn sie dann raten sollen, ob da eine Zahl oder ein Buchstabe steht, liegen sie häufiger richtig, als der Zufall es erlaubt. Sie müssen es also doch irgendwie registriert haben. Unbewusst Wahrgenommenes prägt auch auf feine Weise die bewusste Wahrnehmung: Probanden, die kurz zuvor unbewusst das Wort »Tiger« wahrgenommen haben, können das Wort »Löwe« schneller lesen.

Vor dem Einschlafen sind Sie da. Sobald Sie im Tiefschlaf liegen, sind Sie weg. Obwohl Ihr *Cortex* genauso aktiv ist wie vorher.« Was hat sich geändert? Wer die Antwort kennt, hat das große Rätsel des Bewusstseins gelöst.

Ein wichtiges Stück des Bewusstseinspuzzles haben die Wissenschaftler des Max-Planck-Instituts (MPI) für Psychiatrie in München gefunden. Sie haben die Entwicklung des gehirnweiten Netzwerks beim Einschlafen im fMRI beobachtet. Dabei sahen sie, dass das Netzwerk zunächst dichter wird, was die wachsende Assoziativkraft des hypnagogen Geistes erklärt. Die Verknüpfungen zwischen den Hirnarealen werden mehr – aber gleichzeitig werden sie ineffizienter: »Die Fähigkeit des Gehirns, Information zu integrieren, sinkt«, sagt der MPI-Forscher Michael Czisch. Das Bewusstsein umnachtet sich. Wenn der Schläfer dann tiefer gleitet, lösen sich die Fernverbindungen des Netzwerks. Die Hirnareale gehen offline. Das Bewusstsein schwindet ganz. Der Schläfer gewinnt es erst zurück, wenn das gehirnweite Netzwerk wieder geknüpft ist. Die Lehre daraus: Bewusstsein hat keinen bestimmten Ort im Gehirn. Ob wir es haben und wie viel davon, hängt vom Vernetzungszustand des Gehirns ab.

Der Mensch schläft ein, sein Gehirn fährt Ski

Wie das Bewusstsein funktioniert, wenn die Wachwelt in die aufschimmernde Traumwelt fließt, hat Robert Stickgold mit einem genialen Experiment untersucht. Im Frühjahr 2001 versammelte Stickgold eine Gruppe von 27 Probanden in seinem Labor an der Harvard Medical School. Sein Ziel: Sie alle sollten das Gleiche träumen.

Die Idee zu dem Experiment war Stickgold Jahre zuvor gekommen, als er den Camel's Hump bestieg, einen Berg im US-Bundesstaat Vermont mit der markanten Form eines Kamelhöckers. Kein schwieriger Berg, aber an einem Punkt gibt es eine leichte Kletterstelle. »Um zwei Uhr nachmittags war ich wieder unten«, erzählt Stickgold, »und vergaß den Berg für den Rest des Tages.« Bis er sich ins Bett legte und in die Dämmerzone eintrat: »Sofort spürte ich wieder den Felsen an meinen Händen. Ich wachte mehrmals auf, doch wenn ich wieder wegdöste, kehrte das Gefühl des Felsens zurück. Es fühlte sich tatsächlich an, als wäre ich am Berg. ›Das ist cool‹, dachte ich. Dann fiel ich in tieferen Schlaf, und das Gefühl war weg.«

Der Traum ließ Stickgold nicht mehr los. Fünf Jahre grübelte er, wie er dieses Phänomen experimentell dingfest machen könnte. Zuerst dachte er daran, den Camel's Hump mit einer Gruppe von Probanden zu besteigen, um dann ihre Einschlafträume zu dokumentieren. Doch er fand keine Geldgeber dafür. Bergsteigen, um Träume zu erforschen, das verstanden die Bürokraten nicht.

Dann bekam Stickgold den Rat, es mit Tetris zu versuchen. Das ist ein Computerspiel mit hohem Suchtpotenzial, bei dem man unterschiedlich geformte Blöcke, die schneller und schneller fallen, lückenlos übereinanderstapeln muss. 22 der Versuchspersonen waren Studenten, von denen zwölf dieses Spiel noch nie gespielt hatten, die anderen zehn waren erfahrene Tetris-Daddler. Fünf der Probanden waren Amnesiekranke mit Schäden im *Hippo-*

campus, einer hufeisenförmigen Struktur seitlich im Gehirn. Der *Hippocampus* ist die Schaltzentrale des Gedächtnisses. Die Erinnerungsfähigkeit dieser fünf Probanden reichte nur wenige Minuten in die Vergangenheit. Stickgold musste ihnen das Spiel jeden Morgen neu erklären.

Drei Tage lang ließ Stickgold die 27 spielen, täglich sieben Stunden. An jedem Abend weckte er sie beim Einschlafen aus ihrem hypnagogen Dämmerzustand. Dabei berichteten insgesamt 17 von ihnen, gerade fallende, rotierende Tetris-Blöcke gesehen zu haben – Stickgold hatte sein Ziel also erreicht. Besonders die Tetris-Neulinge träumten von dem Spiel. Kein Wunder, denn ihre Gehirne hatten am meisten zu lernen.*

Stickgold zählte die meisten Tetris-Träume erst in der zweiten Nacht seines Versuchs. Offenbar lässt das Gehirn seine Erfahrungen ein bisschen in sich sickern, bevor es sie in Träume einbaut. Erstaunlich war, was die Gedächtniskranken berichteten. Zwar erkannten sie beim Wecken nicht einmal die Forscher wieder. Aber drei von ihnen träumten von Tetris! Damit hatte Stickgold nicht gerechnet: »Ich war völlig sprachlos vor Überraschung.« Woher hatten sie das? Stickgold war davon ausgegangen, dass der Stoff der Träume aus dem *Hippocampus* kommt. Aber der war bei seinen fünf kranken Probanden defekt. Ihre Tetris-Träume mussten daher wohl anderswo entsprun-

---

* Ich kenne diesen Effekt aus den Jahren, in denen ich Amateur-Radrennen gefahren bin. An Abenden nach Rennen kamen mir die Bilder des Rennens vor Augen, sobald ich die Augen schloss – selbst wenn ich zuvor etwas völlig anders gelesen und schon gar nicht mehr an den Wettkampf gedacht hatte.

gen sein – aus den verborgenen Tiefen des Gedächtnisses direkt ins Bewusstsein.

Beim Einschlafen geht es jedem von uns ein bisschen wie den Amnesiekranken: Das Gedächtnis verlässt uns. Die fMRI-Scans der Münchner Max-Planck-Forscher zeigen, dass der *Hippocampus* sich schon früh aus dem Gehirnnetzwerk verabschiedet. Doch wie bei den Amnesiekranken kann das entschlummernde Gehirn Gedächtnisinhalte ins Bewusstsein rufen, die für das Wachbewusstsein unerreichbar sind.

Zu Beginn einer Sitzung beobachtete einer der Forscher, wie eine Amnesiekranke von allein die Finger auf jene drei Tasten des Computers legte, mit denen Tetris gespielt wird. »Sie wusste nicht, was sie tat, und doch tat sie es«, sagt Stickgold. Beim hypnagogen Dösen sehen wir in die Tiefen unseres unbewussten Gedächtnisses.

Wozu veranstaltet das Gehirn dieses Einschlafkino? Mit seiner Schülerin Erin Wamsley ist Stickgold dieser Frage nachgegangen. Sie holten sich 99 Freiwillige ins Labor und ließen sie 45 Minuten lang immer wieder virtuelle Ostereier in einem im Computer simulierten Labyrinth suchen. Dann durfte sich die Hälfte der Probanden zu einem Nickerchen hinlegen, die andere Hälfte guckte Videos. Alle wurden danach gefragt, was ihnen durch den Kopf ging: die Schläfer nach ihren Träumen, die Videogucker nach ihren Wachgedanken. Dann folgte eine zweite Runde am Computer. Nicht überraschend war, dass die Schläfer im Labyrinth findiger waren als die Videogucker. Bei denen änderte es auch wenig, ob sie über das Spiel nachgedacht hatten oder nicht.

Sehr wohl überraschend waren die Unterschiede zwischen den Schläfern: Die vier Studenten, die von dem Labyrinth geträumt hatten, verbesserten sich um den Faktor zehn gegenüber den anderen Schläfern! Das hypnagoge Gehirn vertieft sich nämlich in das, was es tagsüber erlebt hat – ob das Bergsteigen, Tetris, Radfahren oder Chemie ist. Und es kommt ziemlich viel dabei heraus. Neun Minuten Bewusstseinswandel, die sich lohnen.

23.30 Uhr. Tiefschlaf.
Das Bewusstsein ruht. Das Gedächtnis räumt sich auf

Reuben Rabinovitch, der kleine Sohn polnischer Gastarbeiter in England, schläft friedlich in seinem Bettchen, als das Radio anspringt. Seine Eltern haben vergessen, es abzuschalten. Die BBC sendet einen Vortrag des großen Schriftstellers George Bernard Shaw. Am nächsten Morgen begrüßt Reuben seine Eltern mit perfekt rezitiertem Englisch – Englisch? Keiner der drei beherrscht diese Sprache. Was ist los mit dem Kleinen? Seine Eltern sorgen sich um seine geistige Gesundheit und bringen ihn zum Arzt. Der erkennt die Rede Shaws und die Bedeutung des Falls. Zwei Jahrhunderte später lernen alle Kinder in der Schule wie einst der kleine Reuben: Der Stoff wird ihnen im Schlaf aus der »Hypnopedia« vorgespielt.

Diese Geschichte erzählt Aldous Huxley in seinem Endzeitroman *Brave New World*, erschienen 1932. Huxley griff damit einen alten Menschheitstraum auf: lernen im Schlaf, mühelos und zeitsparend. Die vielleicht wichtigste Erkenntnis der jüngeren Schlafforschung ist, dass der Schlaf uns tatsächlich jede Nacht in die Hypnopedia versetzt – nur dass wir uns den Lernstoff selbst vorspielen. Ein großer Teil unserer kognitiven Entwicklung findet in den frühen Schlafphasen der Nacht statt. Dann prägen wir uns die Eindrücke des vergangenen Tages ins Gedächtnis ein und machen uns aufnahmefähig für den nächsten Tag.

Die Wissenschaftler haben inzwischen viel darüber herausgefunden, wie unsere innere Hypnopedia funktioniert. Aber dazu mussten sie erst mal verstehen, was das für ein Zustand ist, in den wir nach dem Einschlafen fallen. Es zeigt sich: Er ist wie gemacht fürs Lernen.

Wenn das Bewusstsein von den Sinnen abgezogen ist, geht es im Gehirn gemächlich zu. Es verbraucht um die Hälfte weniger Energie als im Wachen. Die Neuronen wiegen sich im sanften Rhythmus der Delta-Wellen, ungefähr einmal pro Sekunde. Je müder der Schläfer vorher war, desto tiefer sinkt er jetzt.

Tief schlafen, was heißt das? Kann man Schlaftiefe messen? Man kann. Schlafforscher tun das mit ihrem Lieblingsinstrument, dem EEG. Grob gesagt: Je ruhiger und langsamer die Hirnwellen wogen, desto schwieriger ist der Schläfer zu wecken – desto tiefer schläft er also. Es gibt allerdings eine wichtige Ausnahme von dieser Regel, den REM-Schlaf, bei dem es trotz hoher Weckschwelle laut zugeht im Gehirn. Aber der REM-Schlaf kommt erst später: um 0.30 Uhr.

Nach dem Anteil der langsamen, »tiefen« Wellen am Hirngeschehen teilen die Schlafforscher unsere Nachtruhe in drei Stufen ein: S1, S2, S3. Die erste Stufe ist das Dösen beim Einschlafen, halb wach, halb schlafend. S2 ist der »Leichtschlaf«: Das EEG ist noch unruhig, aber die langsamen Delta-Wellen wogen bereits durchs Hirn. Im S2 verbringen wir mehr als die Hälfte unseres Nachtschlafs, besonders viel gegen Morgen. Die Tiefschlafstufe

S3 ist erreicht, wenn die Delta-Wellen mehr als ein Fünftel des EEG ausmachen. Diese Einteilung ist reine Bürokratie, manchmal führt sie in die Irre. In Wirklichkeit hat unser Schlaf ja keine Stufen, wir sinken kontinuierlich in die Tiefe.*

In den tiefsten Schlafphasen besteht das EEG zu mehr als der Hälfte aus Delta-Wellen, und diesen Zustand suchen wir nach dem Einschlafen auf dem kürzesten Weg auf: S1, S2, S3 – stracks die Schlafstufentreppe hinab in den Keller. Offenbar gibt es dort unten etwas Wichtiges zu tun. Aber was soll dieses Schunkeln der Neuronen? Lange tappten die Forscher im Dunkeln. Doch inzwischen haben sie verstanden: Es ist sozusagen das »Ommm« des meditierenden Gehirns. Im Tiefschlaf ist es voll konzentriert. Es lernt.

Der Gedanke, dass man im Schlaf lernen kann, ist so alt wie unsere Kultur. Schon im antiken Griechenland flüsterten Lehrer ihren Schülern im Schlaf lange Texte ins Ohr, um sie in ihrem Gedächtnis zu verankern – eine frühe Hypnopedia. Besser ist es hintereinander, also zuerst den Stoff, dann den Schlaf. Einer der Ersten, die den Zusammenhang zwischen Schlaf und Erinnern untersuchten, war um das Jahr 1880 der deutsche Psychologe und Gedächtnisforscher Hermann Ebbinghaus – er war auch einer der Ersten überhaupt, die die Seele mit Experimenten erforschten. Ebbinghaus war seine eigene Versuchsperson, er unterzog sich der langweiligen Prozedur, stundenlang sinnloses Silbengebrabbel auswendig zu lernen und wie-

---

* Ganz aus diesem Rahmen fällt der REM-Schlaf, den wir um 0.30 Uhr kennenlernen werden.

derzugeben. Dabei stellte er fest, dass das Gelernte deutlich besser in seinem Gedächtnis hängen blieb, wenn er erst mal darüber schlief. Die Grunderkenntnis war somit etabliert: Schlaf fördert das Gedächtnis.

In den 1920er-Jahren schauten die amerikanischen Psychologen John Jenkins und Karl Dallenbach genauer hin. Sie ließen ihre Probanden – wie Ebbinghaus sich selbst – zehn sinnlose Silben lernen, mal morgens nach dem Aufstehen, mal abends vor dem Einschlafen, so lange, bis sie alle zehn Silben fehlerfrei aufsagen konnten. Die Abendlerner waren schneller. Es kommt also auf das Timing an.

Jenkins und Dallenbach glaubten jedoch nicht, dass im Schlaf sonderlich spannende Dinge in uns geschehen. Sie erklärten den lernfördernden Effekt daher mit »verminderter Interferenz«: Das Gelernte könne sich in Ruhe in uns festigen, weil keine ähnliche Information hereinkommt und es stört. Dennoch war ihre Einsicht von enormer Bedeutung. Zum ersten Mal gewann die Annahme, dass im Schlaf unbewusste psychische Prozesse ablaufen, an Halt in der empirischen Forschung.

Dass Schlaf das Lernen und das Gedächtnis fördert, ist also gründlich erwiesen. Am größten ist die Wirkung nach einer vollen Acht-Stunden-Nacht, aber schon ein Nickerchen von ein bis zwei Stunden festigt die Erinnerungen kräftig. Messbar ist der Effekt sogar schon nach Schläfchen von nur sechs Minuten.

Highscore im Schlaf

Nach der Feststellung, dass Schlaf das Lernen fördert, kommt nun der nächste große Schritt: herausfinden, wie diese Vorgänge im Gehirn funktionieren. Die Schlaf- und Gedächtnisforscher arbeiten noch daran. Es begann in den 1990er-Jahren mit einem jener Experimente, die so beeindruckend sind, dass sie ganze Forscherkarrieren prägen. Die Hauptdarsteller des Versuchs waren Ratten. Matthew Wilson, heute einer der bedeutendsten Schlafforscher der Welt, studierte damals noch. In einem Labor an der University of Arizona hatte Wilson winzige Elektroden in den *Hippocampus* von Ratten gepflanzt, um die Aktivität einzelner Zellen des Ortsgedächtnisses messen zu können. Dann ließ er die verkabelten Tiere den ganzen Tag in einem Labyrinth nach Schokolade suchen – Menschen hätten da wohl nicht mitgespielt.

Während die Ratten herumirrten, zeichnete Wilson die neuronalen Muster ihrer Orientierungsversuche auf. Die Neuronen im Ortsgedächtnis reagieren sehr selektiv, sie feuern nur, wenn der Nager einen ganz bestimmten Ort passiert. Daher entsprach jede Route durch das Labyrinth einem speziellen Aktivierungsmuster.

Dann zeichnete Wilson auf, was diese Zellen im Schlaf taten. Er sah exakt dieselben Muster. Die schlafenden Ratten liefen also weiter durch das Labyrinth! Das Neuronenfeuer wiederholte sich so präzise, dass Wilson sogar wusste, von welcher Verzweigung des Labyrinths ein Tier gerade träumte und ob es gerade lief oder stand. »Zu sehen, dass die Tiere im Geist buchstäblich wieder durch das Labyrinth laufen, war mit Abstand das Erstaunlichste, das ich je erlebt habe und wahrscheinlich erleben werde«, sagt Wilson. Er war der erste Forscher, der das Gedächtnis gesehen hat. Nicht Gedächtnisberichte oder eine Theorie über das Gedächtnis – sondern das Gedächtnis in Aktion. Später maßen er und seine Fachkollegen solche Reaktivierungen von Reizmustern aus dem Wachen auch in anderen Hirnregionen.

In die Gehirne menschlicher Probanden dürfen die Forscher natürlich nicht mit Elektroden piksen, sie müssen daher auf sanftere Art hineinschauen. Anfang der 2000er-Jahre waren die Hirnscanner schließlich weit genug, um Wilsons Versuch mit Menschen zu wiederholen.

Der belgische Neurologe Pierre Maquet und seine Kollegen am Cyclotron in Lüttich setzten eine Gruppe von Probanden, allesamt männlich, vor das Computerspiel »Duke Nukem«. Es spielt in einer virtuellen Stadt namens Shrapnel City, in der die Spieler sich zurechtfinden müssen. Während die Spieler sich in Shrapnel City orientierten, so beobachteten die Forscher per PET-Scanner, ging es rund im *Hippocampus* – wie bei den Ratten. Später, als die Probanden in den Schlaf sanken, wurden ihre Gehirne nochmals gescannt. Es zeigten sich dabei ganz ähnliche Muster wie zuvor beim Lernen. Offenbar gingen die Probanden im Geist den Stadtplan von Shrapnel City durch. Mit messbarer Wirkung: Jene, deren *Hippocampus* nachts stärkere Signale gegeben hatte, fanden am nächsten Morgen besser durch die virtuelle Stadt. Highscore im Schlaf!

Lernen, das bedeutet für viele Menschen nicht schlafen, sondern Fakten fressen. Besonders Schüler und Studenten warten gern bis kurz vor der Prüfung, um sich dann gewaltsam den Stoff ins Hirn zu pressen. Geschlafen wird wenig, die letzte Nacht noch durchgepaukt. So ist es üblich. Klug ist das aber nicht. Das Gedächtnis ist kein Computerspeicher, den man mit Daten vollpacken kann. Vergessen Sie die Vorstellung, dass Sie im Kopf so etwas wie eine Festplatte haben, auf der Videoclips und Vokabellisten archiviert werden können.

Als der englische Mathematiker Alan Turing in der ersten Hälfte des 20. Jahrhunderts die ersten Computer entwarf, war der menschliche Geist sein Vorbild. »Computer« war damals die englische Bezeichnung für rechnende Angestellte, die ersten elektrischen Rechenautomaten wurden »Elektronengehirne« genannt. In der zweiten Hälfte des 20. Jahrhunderts entstand die Kognitionswissenschaft, eine neue Forschungsrichtung, die den menschlichen Geist den Klauen der Philosophie entreißen und ihn mit naturwissenschaftlichen Mitteln beschreiben wollte. Ihr Leitgedanke war die Computermetapher des Geistes: Was da in unseren Köpfen arbeitet, so die Vorstellung, sind letztlich Rechenmaschinen.

Der Kreis war geschlossen: Rechnen ist denken, denken ist rechnen. Aber warum eigentlich? Einen zwingenden Grund dafür gab nie jemand an. Es gab auch keinen. Es war ein Zirkelschluss. Kein Wunder, dass die klassische Künstliche Intelligenz nicht weit kam. Ihre Protagonisten versuchten, Computern beizubringen, was Menschen können, und scheiterten schon an den einfachsten Aufgaben.

Unser Gedächtnis muss im Alltag mehrere schwer zu vereinbarende Ansprüche erfüllen: Es soll schnell aufnahmefähig sein, schnell abrufbar, gleichzeitig haltbar und zuverlässig. Wir wollen uns eine Telefonnummer schließlich nicht hundertmal durchlesen müssen, bevor sie im

Kopf bleibt, oder später beim Wählen erst stundenlang im Gedächtnis nach ihr wühlen. Auch wollen wir uns nicht verwählen und die Nummer schnell wieder vergessen, wenn wir sie nicht mehr brauchen. Zu viel für ein einzelnes System. Deshalb hat die Natur unser Gedächtnis aufgeteilt in Zwischenspeicher und Langzeitspeicher. All die Informationen, die während des Wachlebens auf uns einprasseln, landen vorläufig im *Hippocampus* wie neue E-Mails in der Inbox. Aber vieles davon ist nebensächlich und vergänglich. Nur das Wichtige wird dauerhaft in das große Erinnerungsnetz geflochten, das unser Weltbild ausmacht.

Die Großhirnrinde ist die jüngste, dem Menschen vorbehaltene Errungenschaft der Hirnevolution. Sie bedeckt wie eine faltige Plane die älteren Abteilungen unseres Zentralorgans. Hübsch ist sie nicht, aber wichtig. Denn in ihr ist unser Bild von der Welt gespeichert, an dem wir alles messen, was das Bewusstsein erreicht. Sensible Daten also. Da darf nicht herumgepfuscht werden. Deshalb herrscht Wachstumskontrolle in der Großhirnrinde. Neue Neuronen und Synapsen sprießen dort eher selten und langsam. Unser Weltbild soll ja nicht bei jeder Kleinigkeit durcheinanderkommen. Die Großhirnrinde hat »geringe Plastizität«, wie die Hirnforscher sagen. Der *Hippocampus* dagegen hat sehr hohe Plastizität. Er saugt Daten auf wie ein Schwamm. Und dazu müssen ihm dauernd neue Nervenzellen und Verbindungen sprießen – und auch wieder gelöscht werden.

Wenn Sie also etwas erleben – irgendetwas, von Ihrem ersten Kuss bis zum Aufstehen heute Morgen –, dann lebt die Erinnerung daran zunächst im *Hippocampus*, der mitten im Gehirn liegt. Eng verbunden mit dem *Hippocampus* ist die Amygdala, die die Erinnerungen emotional einfärbt. Im Hippocampus laufen die Gedächtnisfäden zusammen, die Signale von den Sinnesorganen und von den emotionalen Zentren, und werden zu Erinnerungen verwoben. Aber der Hippocampus ist nur Zwischenstation. Um dauerhaft im Gedächtnis zu bleiben, müssen Erinnerungen von dort in die Großhirnrinde überspielt und mit dem dort bereits liegenden Erinnerungsschatz abgeglichen werden. Das geschieht im Schlaf. Wichtige Erinnerungen wandern vom Hippocampus in die Großhirnrinde, unwichtige werden verworfen.*

Kein Kaffee beim Vokabellernen

Der Hippocampus reagiert empfindlich auf chemische Veränderungen. Koffein stört ihn, daher ist es ratsam, Kaffee beim Vokabellernen zu meiden. Das weibliche Sexualhormon Östrogen dagegen befeuert ihn, weshalb sich zum Beispiel die Einnahme der Antibaby-Pille auf die Examensnoten von Studentinnen auswirken kann.**

Warum reorganisiert sich das Gedächtnis in der Abgeschiedenheit der Nacht? Warum nicht nebenbei am Tag? Das liegt an der Bauweise unseres Gehirns. Es nutzt dieselben Neuronennetze, in denen es seine Erinnerungen ablegt, auch für die Verarbeitung neu eintreffender Reize.

---

* Die Großhirnrinde ist der wichtigste, aber nicht der einzige Ort des Langzeitgedächtnisses. Auch das Striatum, das wir um 0.45 Uhr kennenlernen werden, spielt eine Rolle.
** Eher positiv in Medizin, eher negativ in Maschinenbau.

Das ist sparsam und schnell, hat aber den Nachteil, dass das Gehirn sein Gedächtnis nicht aufräumen kann, während neue Reize auf es einprasseln. Im Wachen kämen sich die immer neu einlaufenden Wahrnehmungen und die reaktivierten Erinnerungen in die Quere – die Wahrnehmung versänke somit im Chaos. Stellen Sie sich vor, Sie säßen am Steuer eines Autos und Ihr Gehirn begänne einfach, die Erinnerung an Ihren Urlaub in Afrika zu konsolidieren. Plötzlich würden Sie wie aus dem Nichts eine Elefantenherde über die Autobahn ziehen sehen und womöglich ein unüberlegtes Ausweichmanöver machen. Besser ein paar Stunden schlafen als so etwas.

Hätte das Gehirn zwei separate Areale für Gedächtnis und Reizverarbeitung, dann könnte es zwar das Aufräumen nebenbei tagsüber erledigen, würde aber schwerfälliger und noch voluminöser, als es ohnehin ist. Der Schädel würde dann aber nicht mehr durch den mütterlichen Geburtskanal passen. Und dort ist es jetzt schon ziemlich eng, wie jede gebärende Mutter schmerzhaft zu spüren bekommt. Es hilft also nichts. Wer Mensch sein will, muss schlafen.

Ein Computergedächtnis ist simpel: Jede Datei, ob Text, Bild oder Programm, kommt als Folge von Nullen und Einsen auf die Festplatte. Menschen sind jedoch komplizierter. Neue Eindrücke prägen sich zunächst als zarte Gedächtnisspur in den *Hippocampus*. Wenn das Gehirn sich nicht weiter um sie kümmert, verfliegen sie wieder. Um sie zu behalten, muss das Gehirn sie verfestigen – »konsolidieren«, sagen die Forscher –, und das ist harte Arbeit.

Eine große Erkenntnis der Gedächtnisforschung der letzten Jahrzehnte ist, dass das Gedächtnis kein einheitliches System ist, sondern ein Sammelsurium verschiedener Speichermöglichkeiten, je nach Art des zu speichernden Inhalts. Grundsätzlich unterscheiden die Forscher zwei Arten von Gedächtnis: Das prozedurale Gedächtnis merkt sich das Wie des Erlebten, zum Beispiel die Bewegungen des Stimmapparats beim Singen oder das Balancieren beim Fahrradfahren. Im deklarativen Gedächtnis liegt das Was des Erlebten: der Titel des Liedes, der Preis des Fahrrads, und wann man es gekauft hat. Das deklarative Gedächtnis hat wiederum zwei Unterabteilungen: Fakten (»500 Euro«) und Autobiografie (»vorletztes Jahr zu Ostern gekauft«). An beide kann man sich bewusst erinnern, wogegen das prozedurale Gedächtnis nicht bewusst zugänglich ist.

Prozedurales Wissen ist meist unerreichbar für das Bewusstsein. Das führt zu einigen der Schwierigkeiten, von denen die Psychotherapie lebt. Wenn zum Beispiel ein kleines Kind auf der Fahrt zu Tante Else einen Autounfall erlebt, kann die Angstreaktion sich im prozeduralen Gedächtnis festsetzen. Später erleidet das Kind dann im Zusammenhang mit Tante Else scheinbar unerklärliche Panikattacken. So etwas kann auch Erwachsenen widerfahren – bei der posttraumatischen Belastungsstörung.

Bis vor Kurzem gingen die Forscher davon aus, dass diese zwei Gedächtnisarten, die deklarative und die prozedurale, im Gehirn sauber getrennt sind* und in ver-

---

* Der Modellfall für diese Vermutung war der berühmte Patient HM, der im Jahr 2008 gestorben ist. Bei ihm war in beiden Gehirnhälften der *Hippocampus* gelähmt. Jetzt liegt sein Gehirn in der University of California in San Diego.

schiedenen Schlafphasen bearbeitet werden.* Inzwischen müssen sie jedoch eingestehen, dass sie sich die Dinge mal wieder zu einfach vorgestellt haben. Denn deklaratives und prozedurales Gedächtnis gehen ineinander über. Wer zum Beispiel Skifahren lernt, der fährt am Anfang jeden Schwung bewusst, nach Regeln (»Außenski belasten!«) und in Erinnerung an bestimmte Episoden (»wie damals in der zweiten Kursstunde«). Je mehr Übung er hat – und je öfter er darüber geschlafen hat –, desto mehr verblassen die Regeln und Episoden. Er braucht sie nicht mehr, denn jetzt kann er Ski fahren und muss nicht mehr seinen *Hippocampus* fragen, woher er es kann. Aus den zunächst eher deklarativ gespeicherten Erinnerungen sind also rein prozedurale geworden – Fähigkeiten aus Fakten. Diese Verwandlung gelingt dem Gehirn, indem es die Erinnerungen immer wieder »rekonsolidiert«, glauben die Forscher: Es ruft die Erinnerungen immer wieder ab, destabilisiert sie dabei, verfestigt sie neu – rüttelt sie also fest. Das ist der Prozess, den Matthew Walker und Pierre Maquet in den Gehirnen der Ratten und Menschen beobachtet haben. »Wir glauben«, sagt der Psychologe Jan Born von der Universität Lübeck, »dass das Gehirn während dieses Konsolidierungsprozesses manche Details der Erinnerung vergisst und nur die allgemeinen, abstrakten Aspekte behält. Evolutionär gesehen wäre es ungünstig, die vollständigen Episoden in allen

---

* Die Vorstellung war, dass deklaratives Wissen über den *Hippocampus* läuft und im Tiefschlaf konsolidiert wird, während das prozedurale Wissen am *Hippocampus* vorbeiläuft und im REM-Schlaf gefestigt wird.

für die Zukunft unwesentlichen Einzelheiten zu speichern.«

Auch die besten verfügbaren Scanner sehen leider nicht scharf genug ins lebende Gehirn, um frische Gedächtnisspuren im *Hippocampus* zu erkennen. Daher müssen die Forscher sie indirekt messen, durch Gedächtnistests an ihren menschlichen und tierischen Probanden. Nach meinen Nächten im Schlaflabor haben die Forscher des Max-Planck-Instituts mein deklaratives Gedächtnis mit zusammenhängenden Wortpaaren geprüft, die ich mir einprägen musste; mein prozedurales Gedächtnis war gefordert, als ich eine Ziffernsequenz auf einer Computertastatur tippen musste, so schnell ich konnte, immer wieder. Am nächsten Morgen war ich ein winziges bisschen besser. Es könnte mein nachtaktives Gehirn gewesen sein oder Zufall. Wenn man die Tests mit vielen Probanden in vielen Nächten wiederholt, zeigt sich ein klarerer Trend. So kommen die Forscher unserer nächtlichen Lernarbeit auf die Spur.

Mit den Scannern können die Forscher beobachten, welche Hirnregionen diese Arbeit leisten. Das Team des Lübecker Schlafforschers Jan Born hat einen solchen Wortpaartest mit einer Gruppe von Probanden gemacht, von denen sich dann die eine Hälfte schlafen legen durfte, während die andere 24 Stunden wachgehalten wurde. Der Schlaf der ersten Gruppe hinterließ messbare Spuren in den Gehirnen. Nach zwei Tagen wiederholten die Probanden den Test im fMRI. Aus den *Hippocampi* der Schläfer kamen stärkere Signale als aus denen der Wachgebliebenen. Nach einem halben Jahr legten die Forscher die Probanden wieder in den Scanner – noch immer war der

Unterschied sichtbar. Und mehr noch: Auch die Großhirnrinde der Schläfer regte sich stärker. Das Gehirn hatte
die Erinnerungen vom Zwischenspeicher in den Langzeitspeicher verlagert.

Tuscheln im Tiefschlaf

Die erste Vermutung war, dass die Verfestigung des Gedächtnisses im Traum stattfindet. Das liegt nahe, denn
Träume sind der sichtbarste Auswuchs der Geistestätig-
keit im Schlaf. Im Traum könnten wir also üben, was wir
uns am Tag angeeignet haben. Aber üben wir wirklich
im Traum? Die klassischen, erlebnisreichen Träume in
der zweiten Nachthälfte sehen anders aus, in ihnen sind
wir nicht gerade feinmotorisch versiert und spielen selten
getreu die Erlebnisse des Tages nach (siehe um 0.30 Uhr).
Das »Replay« im *Hippocampus*, das Walker und Maquet beobachtet haben, findet jetzt im Tiefschlaf statt.

Inzwischen haben die Forscher sogar eine Vorstellung von der Sprache, in der die Großhirnrinde und der
Hippocampus im Tiefschlaf miteinander tuscheln – und
da kommen die langsamen elektrischen Wellen ins Spiel,
die das Gehirn im Tiefschlaf dominieren: Die Großhirnrinde sendet sie aus, besonders jene Areale gleich hinter der Stirn. Sie sind offenbar eine Aufforderung an den
Hippocampus, jetzt mit seinen Informationen herauszurü-
cken. »Ich bin jetzt aufnahmebereit«, sagt die Großhirnrinde dem *Hippocampus* mit solch einer Welle. Und dieser
geht daraufhin in sich und reaktiviert seine Erinnerungen. Er verpackt sie in K-Komplexe, jene heftigen elekt-

rischen Böen, die schon den EEG-Pionieren Hans Berger und Alfred Loomis aufgefallen waren (um 21.20 Uhr). Damit so ein K-Komplex die Großhirnrinde nicht überrumpelt, laufen gleichzeitig Spindeln aus dem *Thalamus* durchs Gehirn, sanft an- und abschwellende elektrische Schwingungen. Sie geben dem *Hippocampus* und der Großhirnrinde den Rhythmus vor. Wenn die Großhirnrinde eine einsetzende Spindel hört, ist sie gefasst: Achtung, aufgehorcht, jetzt kommt die angeforderte Information von unten!

Raffiniert, was unsere Hirnareale treiben, während wir in tiefem Schlummer liegen. Damit sie ungestört ihre Konferenzen abhalten können, ist es wahrscheinlich sogar unabdingbar, dass wir vorübergehend das Bewusstsein verlieren. Die fMRI-Virtuosen am Max-Planck-Institut für Psychiatrie in München haben beobachtet, wie sich das Synapsennetzwerk im Tiefschlaf umorganisiert. Die Fernverbindungen zwischen den Gehirnarealen sind stillgelegt. Die Areale koppeln sich ab aus dem gehirnweiten Netz und tun sich zu lokalen »Clustern« zusammen, um in Ruhe die neue Information verarbeiten zu können. Der Preis dafür ist, dass das Gehirn seine Informationsintegrationskraft verliert – sein Bewusstsein.

Das bewusstlose Gehirn räumt aber nicht nur sein Gedächtnis auf. Es kommt auch auf neue Ideen. Das zeigte erstmals ein berühmter Versuch von Jan Born im Jahr 2004: Er ließ seine Probanden nach komplizierten Regeln Zahlenreihen bilden. Es war ein langwieriges Hantieren mit Ziffern auf Papier – aber was Born den Probanden nicht verriet: Eine versteckte Abkürzung führte schnell zur Lösung. Dann ließ er einen Teil der Probanden

schlafen und hielt den Rest wach.* Die Schläfer fanden
die Abkürzung im Vergleich zu den Nichtschläfern mehr
als doppelt so oft. Seither hat eine ganze Reihe von Studien gezeigt, dass Tiefschlaf nicht nur die Erinnerungen
festigt, sondern auch Einsichten hervorbringt. Das Gehirn
überdenkt offenbar die Erinnerungen, wenn es sie aufräumt, und extrahiert das Wesentliche aus ihnen.

Nachts pirscht sich der Diener mit dem Duftfläschchen heran

Der spanische Maler Salvador Dalí wusste die nächtliche
Schöpferkraft seines Gehirns genial zu nutzen. Er holte
sich viele seiner Ideen aus dem Schlaf. Zur Inspiration
empfahl Dalí etwas Duftwasser, unter die Nase geträu-
felt, sanfte Musik oder Massage der geschlossenen Augen,
jeweils verabreicht »vom Diener«. Nun können sich nur
wenige Menschen einen Diener leisten, der sich nachts
mit dem Duftfläschchen heranpirscht. Dafür springen die
Forscher ein. Jan Born, der Lübecker Psychologe, hat einen
Versuch durchgeführt, der Dalí wohl gefallen hätte – denn
es ging um Bilder, Schlaf und Duft. Born gab seinen Probanden ein elektronisches Memory zu spielen: Sie sollten
sich in einem Feld von Bildkarten die Lage von 15 Karten-
paaren merken. Währenddessen ließ Born sie Rosenduft
schnuppern. Dann schickte er sie ins Bett. Im Schlaf bekamen einige von ihnen abermals Rosenduft in die Nase.

---

* Keiner der Probanden war während des Versuchs unausgeschlafen.

Am nächsten Morgen erinnerte sich kein Proband daran, in der Nacht beduftet worden zu sein.* Aber es machte einen deutlichen Unterschied: Als es daran ging, die Kartenpaare zu lokalisieren, lagen jene, die im Schlaf die Rosen gerochen hatten, zu 97 Prozent richtig. Die anderen nur zu 80 Prozent. Das Duftwasser hatte die schlummernden Gehirne offenbar dazu gebracht, sich mit den Karten zu beschäftigen. Damit ist Dalís Trick empirisch bestätigt. Zwar ist Memory etwas anderes als Kunst. Aber so ist es eben mit der Naturwissenschaft: Sie kann nur erfassen, was man beziffern und messen kann. Es liegt nahe, dass das Gehirn im Schlaf nicht nur unsere Erinnerungen aufräumt, sondern auch unsere Ahnungen, Pläne, Wünsche, Befürchtungen, Urteile und Ideen. Nur lässt sich das nicht so leicht testen.

Auch mit der Musik lag Dalí richtig. Wie Riechreize können auch Geräusche das tief schlafende Gehirn gezielt auf Erinnerungen hinweisen. Der amerikanische Psychologe Ken Paller gab seinen Versuchspersonen ein Memory-Spiel mit 50 Bildern, die mit bestimmten Tönen verbunden waren, zum Beispiel eine Katze mit »Miau« oder ein Wasserkessel mit »Pfff«. Im Schlaf spielte er manchen von ihnen, ohne ihr Wissen, die Töne wieder vor. Das EEG zeigte, wie ihre Gehirne aufhorchten, und am nächsten Morgen stellte sich heraus, dass die Beschallten die Bilderkarten besser wiederfanden. In dieser Variante funktioniert die Hypnopedia also wirklich. Allerdings ist die Wirkung nicht sonderlich spezifisch. Sich nachts mittels eines MP3-Spielers mit den Inhalten von Lehrbüchern zu

---

* Geruchserlebnisse im Traum sind äußerst selten.

beschallen – das bringt wohl nichts außer schlechtem Schlaf.

Da verspricht es mehr Erfolg, das Gehirn schon beim Einschlafen auf das gewünschte Thema hinzuweisen. Stellen Sie einen Gegenstand, der für das Thema steht, auf Ihr Nachtkästchen. Zum Beispiel ein Foto des Menschen, um den Sie sich Gedanken machen. Legen Sie das Physikbuch unter Ihr Kopfkissen. Es wirkt. Darin bestätigt die Wissenschaft ausnahmsweise den Aberglauben.

Oft wird vergessen, dass neben dem Einprägen noch etwas anderes zum Lernen gehört – eben das Vergessen. Das Unwesentliche muss entsorgt werden, um den Blick auf das Wesentliche freizuräumen. Stellen Sie sich zum Beispiel vor, Sie wären zu einem Blind Date verabredet – Sie haben also keine Ahnung, wie Ihre Verabredung aussieht. Wie spannend! Sie verbringen die ganze Straßenbahnfahrt damit, sich auszumalen, wie Ihr Gegenüber wohl sein wird. Sie steigen aus, gehen in das vereinbarte Café. Noch jemand betritt es gleichzeitig mit Ihnen. Beide stutzen. Ihre Verabredung! Sie saßen die ganze Zeit miteinander in der Straßenbahn, nur ein paar Plätze auseinander. So ein Zufall! Sie lachen und schon ist das Eis gebrochen. Eine schöne Zeit beginnt.

Und jetzt stellen Sie sich vor, Sie und Ihre Verabredung wären schon am Tag zuvor gemeinsam Straßenbahn gefahren. Dann hätten Sie bei Ihrer ersten Begegnung eher nur ein vages Déjà-vu-Gefühl gespürt. Läge eine Woche dazwischen, wohl nicht einmal mehr das. Der Anblick Ihrer Verabredung wäre aus Ihrem Gedächtnis verschwunden, genauso wie die 100 anderen Gesichter aus der Straßenbahn. Und das ist auch richtig so. Wie verwirrend wäre es, wenn wir uns an alle Gesichter erinnern würden, die wir je gesehen haben? Es gibt Menschen, die nichts vergessen können. Aber das ist eine schwere kognitive Störung, genannt hyperthymestisches Syndrom.

Genau die gleiche Wahrnehmung, unterschiedliche Konsequenzen: Einmal bleibt sie im Gedächtnis, einmal verschwindet sie. Es ist, als hätten die Erinnerungen ein Eigenleben. Die Telefonnummer, die wir uns unbedingt merken wollten, versickert. Aber das dämliche Lied aus dem Radio geht einem nicht mehr aus dem Kopf. Wer auch immer entscheidet, was mit unseren Erinnerungen geschieht, wir selbst scheinen es nicht zu sein. Eine unsichtbare Instanz sortiert unsere Erinnerungen offenbar aus. Giulio Tononi von der University of Wisconsin glaubt, dass genau das geschieht, und zwar im Tiefschlaf.

Jedes neue Gesicht in der Straßenbahn und jede andere Kleinigkeit, die wir erleben, verstärkt Synapsen im Gehirn. Das Synapsendickicht wird somit dichter und dichter, es droht die wirklich bedeutenden Erinnerungen zu überwuchern. Im Tiefschlaf wird es gelichtet, glaubt Tononi. Er hat die Theorie entwickelt, dass die langsamen Gehirnwellen, die im Tiefschlaf durch den Schädelraum rollen, die Synapsen stutzen. Die Wellen schwächen ausnahmslos alle Synapsen, ob wichtig oder nicht. Die unwichtigen, schwachen Synapsen brechen daraufhin weg, aber die durch Lernen verstärkten Synapsen halten stand. »Im Schlaf verschlankt sich das Gehirn«, sagt Tononi, »so gewinnen wir Raum und Energie und sind bereit, wieder zu lernen.« Die neurobiologischen Prozesse, die dieser synaptischen Schlankheitskur zugrunde liegen, hat Tononi mit seiner Kollegin Chiara Cirelli in den Gehirnen von Ratten und Fruchtfliegen beobachtet. Denn auch deren winzige Gehirne reorganisieren sich im Schlaf.

In den Gehirnen von Menschen haben Cirelli und Tononi per EEG noch etwas beobachtet: Jene Areale, die tagsüber mehr gelernt haben, schlafen nachts tiefer, sind also stärker von den langsamen Wellen durchwogt. Es ist also nicht nur der Schlaf gut fürs Lernen, sondern auch das Lernen für den Schlaf.

23.50 Uhr. Schönheitsschlaf.
Das Wachstumshormon wartet den Körper

Jetzt, ungefähr eine Stunde nach dem Einschlafen, steigt der Pegel des erholungsfördernden Wachstumshormons Somatotropin auf sein 24-Stunden-Maximum, und das Stresshormon Cortisol sinkt auf sein Minimum. Das Wachstumshormon lässt die Körper von Kindern und Jugendlichen wachsen. Es ist daher wohl kein Zufall, dass gerade in der Phase des stärksten Körperwachstums auch der Schlafbedarf steigt.

Bei Ausgewachsenen lässt das Wachstumshormon nur noch die Haare und Fingernägel sprießen. Am Rest des Körpers – an Haut, Muskeln und Knochen – leitet es Wartungsarbeiten ein, reguliert den Fettstoffwechsel und das Immunsystem, entsorgt den Abfall des Stoffwechsels, fördert die Wundheilung. Wer verletzt ist, sollte deshalb viel schlafen. Na gut, genau genommen »wächst« jeder im Schlaf, denn auch Erwachsene sind morgens ein bisschen größer als abends. Allerdings sind sie am Abend dann auch wieder kleiner. Das liegt an den Bandscheiben zwischen den Rückenwirbeln, die sich voll Wasser saugen und anschwellen, wenn der Druck von ihnen weicht – also im Liegen. Schlafen muss man dazu jedoch nicht.

Das Wachstumshormon entspringt der *Hypophyse*, einer Drüse mitten im Schädel, ungefähr auf Höhe der Nasenwurzel. Sie schüttet es aus, sobald wir in den Tiefschlaf fallen – offenbar kurbeln die Delta-Wellen oder ein tieferer Mechanismus ihre Produktion an. Wer seine tiefste Schlafphase verpasst, weil er wach bleibt, dem entgeht auch der große Schwall des Wachstumshormons. Allerdings kompensiert der Körper diesen Ausfall mit mehreren kleineren Hormonschüben im Wachen.

Wenn es nur nach dem Körper ginge, müssten wir wohl gar nicht schlafen. Denn es ist kein physiologischer Erholungsprozess bekannt, der ausschließlich im Schlaf abläuft. Natürlich haben auch Kreislauf und Bewegungsapparat im Schlaf die Gelegenheit, sich zu erholen – und Erholung brauchen sie, aber nicht unbedingt Schlaf. Selbst nach fünf schlaflosen Tagen zeigen Versuchspersonen, die im Kopf schon am Rand des Wahnsinns stehen, noch gute Leistungen auf dem Laufband und dem Fahrradergometer. Spitzensportler schlafen oft gerade vor wichtigen Wettkämpfen miserabel, weil sie dem großen Ereignis entgegenfiebern. Das nehmen sie zumeist jedoch gelassen, weil sie wissen, dass sie sogar nach einer durchwachten Nacht gute Ergebnisse erzielen können. Wir schlafen also nicht für den Körper, sondern für das Gehirn!

Stärker oder schneller macht Schlaf also nicht, aber durchaus schöner. Der schwedische Neurologe John Axelsson hat mit einem außergewöhnlichen Schönheitswettbewerb dafür den ersten wissenschaftlichen Nachweis erbracht. Er fotografierte 23 Männer und Frauen, alles Studenten zwischen 18 und 31 Jahren, nach einem

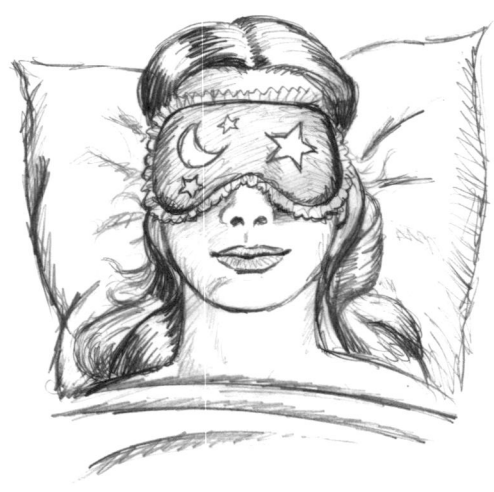

vollen Achtstundenschlaf. Als Nächstes setzte er sie auf Schlafdiät: Das heißt, sie durften nur noch fünf Stunden schlafen und mussten dann 31 Stunden wach bleiben. Die Probanden durften zu Hause schlafen, Axelsson kontrollierte ihren Schlaf per SMS. Nach der langen Wachzeit fotografierte er sie ein zweites Mal unter den gleichen Bedingungen, vermischte die Fotos und legte diese einer Jury aus 65 Laien vor, die sie nach Attraktivität, Müdigkeit und Gesundheit begutachteten und ihr Urteil auf einer Schiebeskala von null bis zehn Zentimetern festhielten. Die im unausgeschlafenen Zustand aufgenommenen Bilder wurden durchschnittlich zu 19 Prozent müder, zu sechs Prozent ungesünder und zu vier Prozent unattraktiver beurteilt.

Vier Prozent Unterschied mag wenig erscheinen, kann aber dramatische Auswirkungen haben. Beim olympischen Marathon der Männer in Beijing 2008 bewegte sich der Zeitabstand zwischen der Goldmedaille und dem achten Platz in dieser Größenordnung. Beim Rennen um den Traumpartner zählt aber nur der erste Platz.

Allerdings könnte die Wirkung des Schönheitsschlafs ziemlich oberflächlich und vergänglich sein. Denn im Schlaf sind die Schweißdrüsen im Gesicht und auf der Stirn besonders rege, die feuchtigkeitsgetränkte Haut schwillt an, das Gesicht gewinnt an Spannung, und die Falten verschwinden. Im Lauf des Tages trocknet die Haut jedoch wieder, und die Falten kehren zurück. Die meisten Gesichtscremes gegen Falten, für die Kosmetikhersteller viel Geld verlangen, tun nichts weiter, als das Wasser noch stärker in der Haut zu halten. Die Alterung der Haut können sie aber nicht bremsen, und das kann auch der Schlaf nicht. Die Zellteilung geht im selben Tempo weiter wie im Wachen.

Auch schlanker macht Schlaf nicht. Zwar freuen sich viele Menschen morgens auf der Waage über ein oder zwei Kilogramm weniger als am Abend. Doch das ist leider oft nur Wasserverlust. Aus bisher ungeklärten Gründen verliert das Gehirn im Schlaf die Kontrolle über die Schweißproduktion des Körpers. Immerhin gibt es Lebewesen, die sich darüber freuen: Die Millionen Pilze und Milben, die das Kissen und die Matratze jedes Schläfers bevölkern und sich von seinen abgefallenen Hautzellen ernähren, nehmen den Schweiß nämlich gern als Getränk zur Mahlzeit.

In den nächsten Stunden sinkt der Pegel des Wachstumshormons wieder, dafür steigt das anregende Cortisol. Der Wachwechsel vom Wachstumshormon zum Cortisol bestimmt die Dramaturgie der Nacht.

0.30 Uhr. REM-Schlaf.
Es kommt Unruhe in die Hirnstrom-
kurven. Zeit zum Träumen

Schloss Bellevue bei Wien, 24. Juli 1895: Sigmund Freud hat Kopfweh, und er weiß auch wovon. Der Ananaslikör war es. Freud hat zwar nichts davon getrunken, aber daran gerochen, allein der »Fuselgeruch« reicht ihm. Freud ist mit seiner Frau zur Sommerfrische ins Schloss Bellevue auf dem Cobenzl gezogen, einen Hügel vor Wien. In ein paar Tagen will Martha hier ihren Geburtstag feiern. Sie ist schwanger, ihr sechstes und letztes Kind Anna wird vier Monate später geboren. Doch ihrem Mann steht der Sinn weder nach Ferien noch nach Feiern. Er ist 39 Jahre alt und geht schwanger mit seinem Opus magnum. Er hat es ins Bellevue mitgenommen: ein halbfertiges Manu-skript mit dem Titel *Entwurf einer Psychologie*.

Am Abend war sein Freund Oskar Rie zu Besuch, er hat den Ananaslikör mitgebracht. Rie ist der Kinderarzt der Familie. Er und Freud haben auch eine gemeinsame Pati-entin: Irma, eine jugendliche Witwe von 21 Jahren, die an ständiger Übelkeit und Ekelgefühlen leidet. Freud schreibt ihr Hysterie zu, das ist die Modediagnose jener Zeit. Doch sie ist nicht nur seine Patientin, sondern auch eine Freun-din der Familie, daher soll auch sie zum Geburtstagsfest kommen. Erst ein paar Tage zuvor war sie bei Freud in der Praxis. Die Behandlung ihrer Nervenschmerzen läuft schlecht, Freud erwägt, sie abzubrechen, und hat deshalb Schuldgefühle. Jetzt macht auch noch Rie eine Bemerkung zu ihrem Zustand. Das kränkt Freud. Noch ein Zweifler an seinen Methoden? Davon hat Freud schon genug unter seinen Kollegen.

Dazu kommt ein Identitätsproblem. Denn Freud hat eigentlich zwei Berufe, Nervenarzt und Gehirnforscher: Als Arzt behandelt er psychisch kranke Patienten, deren Leiden keine offensichtlichen physischen Ursachen haben. Als Forscher hatte er im Labor der Universität Wien die Nervenfunktion der Scherenmuskeln von Krabben untersucht und in Paris Kindergehirne seziert. Sein großes Ziel ist es, diese zwei Welten zu verbinden. Im *Entwurf einer Psychologie* formulierte er seinen Plan, »psychische Vorgänge darzustellen als quantitativ bestimmte Zustände aufzeigbarer materieller Teile und sie damit anschaulich und widerspruchsfrei zu machen«. Er will die Brücke schlagen zwischen den Patienten und den Krabben, zwischen Psychologie und Physiologie. Denn er ist überzeugt, dass Gedanken, Gefühle, Wünsche, Triebe und Träume auf Prozessen im Gehirn beruhen und sich in Begriffen von Zellen und Molekülen erklären lassen. Auf diese Weise will er die Psychologie naturwissenschaftlich fundieren. Wahrlich ein Lebensprojekt.

Sonst hat Freud nur abends Zeit, an seinem Manuskript zu schreiben, tagsüber bindet ihn seine Praxis. Jetzt, in den Ferien, hatte er sich einen freien Kopf für sein Werk erhofft. Doch jetzt kreisen seine Gedanken um Irma. Er weiß selbst nicht genau, warum sie ihn so beschäftigt.

Noch eine Zigarre gegen die Kopfschmerzen, dann schläft Freud ein. Er träumt – von Irma, Rie und dem Geburtstagsfest. Im Traum sieht Irma bleich und aufgedunsen aus und hat einen Infekt. Rie gibt ihr deshalb eine Spritze. »O. hat Irma eine Injektion von Propyl gemacht«, notiert Freud am nächsten Tag, »dann sehe ich vor mir Trimethylamin sehr lebhaft, halluziniere als Formel.«

Es ist ein außergewöhnlich reicher Traum. Er beschäftigt Freud. Was hatte es mit dem Trimethylamin auf sich? Fett gedruckt war die Formel im Traum, »als wollte man aus dem Context etwas als ganz besonders wichtig herausheben«. Dann fällt es ihm plötzlich ein. Ein Freund hatte ihm kürzlich von der wichtigen Rolle des Trimethylamin im Sexualstoffwechsel erzählt. Im Vaginalsekret kommt es vor und in Sperma, das sich zersetzt. Das ist der Schlüssel! Freud erkennt seinen Traum als maskierte sexuelle Wunschvorstellung. Die Spritze steht für den Geschlechtsakt. Ihm wird klar, wie sexuell ausgehungert er ist – mit seiner Frau läuft nichts, denn sie ist zum sechsten Mal in acht Jahren schwanger. Bewusst hätte er sich nie erlaubt, sich Irma sexuell zu nähern. Unbewusst offenbar schon. Im Traum lebte sein Unbewusstes diesen Wunsch aus, fratzenhaft verzerrt bis ins Unkenntliche, um die Kontrollinstanz im Gehirn, den »inneren Zensor«, zu überlisten. Der Traum von Irmas Injektion hat ihn auf die wichtigste Idee seines Lebens gebracht: Träume sind ausgelebte unbewusste Wünsche. Irmas Injektion wird der erste Traum, den er in seinem Hauptwerk *Die Traumdeutung* analysiert. Nachdem es im Jahr 1900 erschienen war, schreibt er an jenen Freund, der ihm damals von Trimethylamin erzählt hatte: »Glaubst du eigentlich, dass an dem Hause dereinst

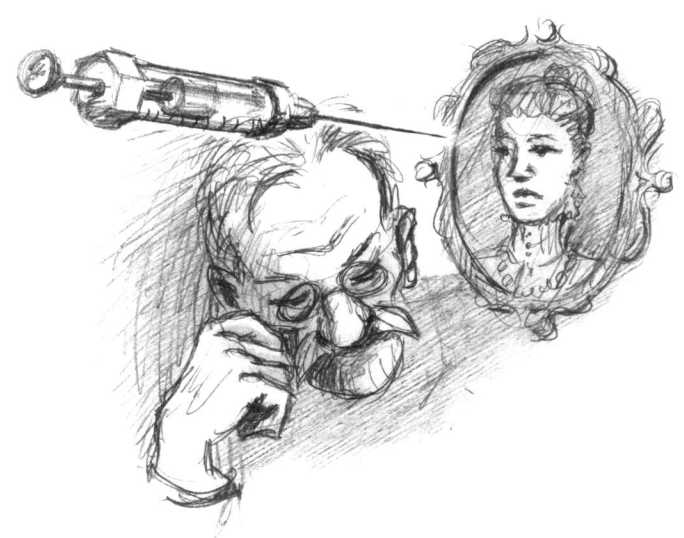

auf einer Marmortafel zu lesen sein wird: ›Hier enthüllte sich am 24. Juli 1895 dem Dr. Sigm. Freud das Geheimnis des Traums.‹ Die Aussichten sind bis jetzt hiefür gering.« Tatsächlich wurde 1977 solch eine Tafel am Schloss Bellevue angebracht.

Freud kam nie auf den Gedanken, dass er sich irren könnte

Seinen ursprünglichen Plan, die seelischen Prozesse auf Gehirnfunktionen zurückzuführen, muss Freud allerdings aufgeben. Damit war er 100 Jahre zu früh dran. Die Hirnforschung war einfach noch nicht so weit, und Freud war klar, dass sie zu seinen Lebzeiten auch nicht so weit kommen würde. Als er seinen *Entwurf* formulierte, war noch nicht einmal der Begriff »Synapse« bekannt. Der englische Neurophysiologe Charles Sherrington prägte ihn erst zwei Jahre später. Also disponierte Freud um und verzichtete darauf, das psychoanalytische Modell, das er in der *Traumdeutung* entwickelt hatte, physiologisch zu fundieren. Das würden seine Nachfolger nachholen, war Freud überzeugt. Er formulierte die Traumdeutung als Instrument für Therapeuten, nicht als wissenschaftliche Theorie. Er führte nie ein Traumnächtebuch, sammelte nie die Träume seiner Patienten. Er verkündete seine Traumdeutung, als sei sie vom Himmel gefallen – wie ein Prophet. Von der im *Entwurf* skizzierten Vision sind in der *Traumdeutung* nur noch beiläufige Sätze wie dieser übrig: »Es ist wohl kein Zweifel, dass eines Tages neben der Psychologie des Traumes eine Psychopathologie des Traumes die Ärzte beschäftigen wird.«

Nachdem *Die Traumdeutung* erschienen war, verlor Freud sein Projekt, sie naturwissenschaftlich zu begründen, aus den Augen. Er war so überzeugt davon, recht zu haben, dass er das Ganze nie mehr infrage stellte. Als sein Psychiaterkollege Hans Berger 1929 die Erfindung des EEG publizierte und den Befund, dass das Gehirn niemals schläft, nahm Freud dies kaum zur Kenntnis. Er war derweil damit beschäftigt, die Psychoanalyse auf die Philosophie und Sozialwissenschaft zu übertragen. Als Alfred Loomis dann 1936 die Schlafphasen entdeckte, schlug Freud sich mit seinem schweren Gaumenkrebs und dem Nationalsozialismus herum. Im Jahr 1939, fast auf die Stunde genau 14 Jahre und zwei Monate nach seinem

Traum von Irma, setzte der vom Krebs gequälte Freud seinem Leben im Exil in London mit einer tödlichen Dosis Morphin ein Ende – elf Jahre bevor die Zeit anbrach, das Projekt zu verwirklichen, das er in seinem *Entwurf* skizziert hatte.

Sie brach in einem düsteren Kellerlabor in Chicago an, in dem Eugene Aserinsky, Bummelstudent der Medizin, eher aus Verzweiflung als aus Forschergeist die Nächte durchwachte. Seine Doktorarbeit kam nicht recht voran, aber er wollte den Doktortitel unbedingt, und zwar in Physiologie und in Chicago. In diesem Fach war ausgerechnet Nathaniel Kleitman der einzig verfügbare Doktorvater – russischer Einwanderer wie Aserinskys biologischer Vater und der erste und bisher einzige Wissenschaftler der Welt, der sich ganz der Erforschung des Schlafs verschrieben hatte. Als »Mann mit grauem Schopf, grauem Gesicht und grauem Kittel« beschrieb ihn Aserinsky.

Aserinsky interessierte sich nicht für Schlaf, sondern für Aufmerksamkeit bei Kindern. Schlaf war ihm eher lästig. Wenn er die Kleinen nicht dauernd bei Laune hielt, dösten sie weg. Er erkannte, dass sich abflauende Aufmerksamkeit der Kinder mit Augenflattern ankündigte, und weil er vorgewarnt sein wollte, klebte er ihnen Elektroden an die Augen. Es funktionierte. Aber zu seiner Überraschung beobachtete er, dass die Augen nicht etwa stoppten, als die Kinder eingeschlafen waren. Sie flatterten weiter, sogar noch stärker. Was war da los? Aserinsky erzählte seinem Doktorvater Kleitman davon, der sofort erkannte, dass Aserinsky etwas Wichtigem auf der Spur war.

Also befassten sich Aserinsky und Kleitman weiter mit diesem Zufallsfund. Sie erweiterten die Messmethodik, nahmen das EEG, maßen den Puls und die Atemfrequenz bei Aserinskys siebenjährigem Sohn Amand und bei erwachsenen Schläfern. Im Jahr 1953 veröffentlichten sie ihre Ergebnisse im führenden amerikanischen Wissenschaftsmagazin *Science*. Darin erklärten sie, dass die Augenbewegungen nur ein äußeres Zeichen großen inneren Trubels sind. Puls, Atmung und Hirnwellen gehen schneller. Auf den Höhepunkten der Aktivierung spielt das EEG geradezu verrückt, der Puls rast, das Atmen wird zum Hecheln. Auf den Papierstreifen ihrer Schlafschreiber konnten Aserinsky und Kleitman verfolgen, wie diese Phasen im Lauf der Nacht regelmäßig kamen und wieder gingen. Die innere Aktivität stieg und sank wie Ebbe und Flut. REM-Phasen nannten sie diese wiederkehrenden Neuronenfeuerwerke, von *rapid eye movement* (schnelle Augenbewegungen). Sie hatten einen bis dato unbekannten Schlafzustand entdeckt, der die alte Lehre vom Schlaf als Flaute im Gehirn mit einem Streich hinfällig machte. Da herrschte alles andere als Flaute. Da war genauso viel los wie im Wachen.

Kleitman hatte einen weiteren Doktoranden, William Dement, und der interessierte sich sehr für Schlaf. Eines Tages sagte Aserinsky zu Dement: »Dr. Kleitman und ich glauben, dass diese Augenbewegungen mit Träumen zusammenhängen könnten.« Aserinsky, der bodenständige Physiologe, ließ lieber die Finger von solchem Hokuspokus, aber Dement war fasziniert: »Es war, als hätte er mir einen sicheren Gewinnschein im Lotto angeboten«, sagte er später. Er machte sich daher daran, der Sache auf den Grund zu gehen, weckte seine Versuchspersonen im Schlaflabor gezielt, sobald er ihre Augen zucken sah.

Fast immer fühlten sie sich aus Träumen gerissen. REM-Schlaf gleich Traumschlaf, folgerten Dement und viele andere Forscher.

Das Glück des Verzweifelten

Es ist ein bisschen peinlich für die Schlafforscher vor Aserinsky, dass sie alle den REM-Schlaf übersehen haben. Denn Erwachsene verbringen immerhin rund zwei Stunden pro Nacht in diesem Zustand, Neugeborene sogar neun Stunden – und die Augenbewegungen sind ganz einfach durch die Lider zu beobachten. In der Tat war schon lange vor Aserinsky bekannt, dass die Augen sich im Schlaf bewegen – und wahrscheinlich hatten viele Laien und Fachleute sich schon gedacht, dass Träumen und Augenbewegungen irgendwie zusammenhängen. Einer der ersten Forscher, der diesen Verdacht äußerte, war der amerikanische Philosoph und Psychologe George Ladd, der 1892 notierte, er neige dazu »zu glauben, dass in lebhaften visuellen Träumen die Augäpfel sich sanft in ihren Höhlen bewegen«, in traumlosen Phasen hingegen ruhen. Wie es sich für einen Philosophen gehört, fand Ladd dies durch pure Introspektion heraus. Er ließ sich nicht dazu herab, anderen Schläfern stundenlang auf die Augen zu starren. Dazu war erst Aserinsky verzweifelt genug. Zudem verhalf Ladd ein glücklicher Umstand zu seiner Entdeckung: Nur Kinder fallen unvermittelt vom Wachen in den REM-Schlaf. Mit dem Heranwachsen legt sich eine unvermeidliche Tiefschlafphase zwischen Wachen und REM-Schlaf. Hätte Aserinsky seine Aufmerksamkeitsexperimente mit Erwachsenen durchgeführt, wäre er wohl nicht auf den REM-Schlaf gestoßen.

Aserinskys Mitdoktorand Dement, ein Anhänger Sigmund Freuds, sah nun die Chance gekommen, die Vision des Altmeisters der Psychoanalyse endlich verwirklichen zu können: die naturwissenschaftliche Erforschung der Träume. Dement machte sich daher daran, Freuds Theorie, dass Träume das Überdruckventil der Seele sind, empirisch zu belegen. Er entzog Probanden den REM-Schlaf, indem er sie immer weckte, sobald sich eine REM-Phase ankündigte. Das seelische Ventil war damit geschlossen. Dement wartete darauf, dass seine Probanden verrückt würden. Im Rückblick war es ein zutiefst unmoralisches Experiment.

Zunächst sah es gut aus für Freud. Die Probanden wurden, ihres REM-Schlafs beraubt, reizbar und unkonzentriert, später hatten sie sogar Halluzinationen. Dement diagnostizierte heraufziehende Psychosen. »Traumentzug fördert Psychosen«, folgerten er und viele seiner Kollegen daraufhin. Das neu vereinte Gebiet der Traum- und Schlafforschung erlebte in der Folge eine globale Blütezeit. Frisches Geld und junge Forscher strömten herbei, überall entstanden Schlaflabore, in denen sie die Traumberichte ihrer verkabelten, schlaftrunkenen Probanden protokollierten und nach Alter und Geschlecht sortierten, sie in REM-Phasen piksten und mit Wasser besprenkelten, halb verdurstet oder vollgegessen schlafen ließen, in der Hoffnung, ihre Träume manipulieren zu können. Es war das goldene Zeitalter der Schlafforschung. Nie sonst ging es so spielerisch unbeschwert zu.

Eine kuriose Blüte jener Epoche war die Theorie, dass

die Menschen zu Zeiten des Schwarz-Weiß-Fernsehens in Schwarzweiß träumten, mit dem Farbfernsehen dann plötzlich farbig. Einige Forscher waren so angetan von dieser These, dass sie unwillkürlich alles taten, um sie zu bestätigen. »Haben Sie farbig geträumt?«, fragten sie ihre Testträumer und missachteten, dass ein »Nein« nicht unbedingt »schwarz-weiß« heißen musste, sondern auch »nicht sonderlich farbig« bedeuten konnte. Ein gutes Beispiel für die Kraft der Suggestion in der scheinbar unbestechlichen Forschung.

Freud zu bestätigen – das war damals das große Ziel. Aber es wollte einfach nicht gelingen. Dements Behauptung, dass Traumentzug Psychosen fördert, löste sich in Luft auf, als andere Forscher versuchten, diesen Befund zu bestätigen, dies aber nicht gelang. Schließlich kamen Zweifel auf und Dement widerrief seine anfängliche Schlussfolgerung.*

Die Träume, die die Forscher zu Tausenden im Labor sammelten, waren nicht erhellender als jene, die die Therapeuten von Patienten auf der Couch zu hören bekamen. Im Gegenteil: Zur Überraschung der Forscher waren die meisten Träume ziemlich banal. Die größte Studie unternahm Frederick Snyder vom Nationalen Gesundheitsinstitut der USA in Bethesda, der zwischen 1960 und 1967 in zwei Schlaflabors 635 Traumberichte von 57 erwachsenen Männern und Frauen sammelte. Die meisten von

---

* Allerdings gilt Träumen bis heute als vergleichbar mit einem psychotischen Zustand. Es ist wohl kein Zufall, dass Ortrud Grön, die Grande Dame des Traumdeutens, einst selbst eine Psychose hatte.

ihnen »hätten auch glaubhafte Beschreibungen von All-
tagserfahrungen sein können«, stellte Snyder fest. Nur
erinnern wir uns eher an die bizarren Träume als an die
banalen – so wie uns auch im Wachen eher die außergewöhnlichen Begebenheiten im Gedächtnis bleiben als
Alltägliches.

Und das sollten die maskierten Wunschvorstellungen
sein, die Freud in Träumen gesehen hatte? Die vorherr-
schende Emotion in Träumen ist jedoch Angst. Das Gegenteil von dem, was die meisten Menschen sich wünschen.

Auch das mit der Maskerade haut einfach nicht hin. Ja,
Traumbilder sprechen oft in Metaphern, aber das ist eine
Charakteristik des menschlichen Denkens im Allgemei-
nen, nicht des Träumens im Speziellen. Das hat zum Bei-
spiel der kalifornische Linguist George Lakoff in seinen
Schriften dargelegt. Metaphern stecken so tief in unseren
Denkweisen, sagt er, dass wir sie gar nicht mehr bemerken.

Es wollte den Forschern einfach nicht gelingen, die Brücke zu schlagen zwischen der Freud'schen Theorie und
den Hirnstromkurven und Traumberichten aus dem Labor.
20 Jahre versuchten sie es vergeblich. Das goldene Zeitalter endete dann Mitte der 1970er-Jahre in zerstobener
Hoffnung und Stagnation, und die Schlafforschung stand
wieder vor einer Wand.

Sturm im Hirn

Für das Personal eines Schlaflabors sind REM-Phasen
eine spektakuläre Abwechslung in der nächtlichen Mono-
tonie. Zuerst kündigen sie sich im Elektrooculogramm mit

einem sanften Rollen der Augäpfel an – etwa so, als würde der Schläfer erwachen. Aber dann erwacht nur sein Gehirn. Auf dem Monitor des EEG sieht der Beginn einer REM-Phase aus, als würde im Kopf ein Sturm aufkommen. Der anregende Neurotransmitter Acetylcholin flutet das Gehirn und weckt Teile der Großhirnrinde aus dem Tiefschlaf. Dafür ist Ebbe bei Serotonin und Noradrenalin, die das Gehirn im Wachen durchströmen. Die ruhige Dünung der Delta-Wellen weicht einem tosenden Durcheinander von Theta-, Alpha- und Beta-Wellen. Blutdruck und Herzfrequenz steigen, die Atmung geht schneller. Dagegen kehrt im Rest des Körpers Ruhe ein: Die tragende Muskulatur erschlafft. Wer sich im Schlaf herumwälzt, ist nicht in einer REM-Phase.

Das liegt an einem kleinen Zellverband an der Verbindung zwischen Rückenmark und Gehirn, der die motorischen Signale nach unten blockiert. Zwar kann die tragende Muskulatur noch reflexhaft zucken, aber zu geordneten Bewegungen sind wir im REM-Schlaf nicht fähig. Das Gehirn ist abgeschottet von der Welt. Die Weckschwelle ist hoch im REM-Schlaf.

Doch auch in dieser Phase bleibt das Gehirn wachsam. Wenn ihm ein verdächtiges Geräusch zu Ohren kommt, stoppt es den elektrischen Trubel und horcht für ein paar Sekunden. Wird die Störung für harmlos befunden, schaltet es zurück in den REM-Modus, wenn nicht, wacht der Schläfer auf.

Sommeil paradox nannte der französische Schlafforscher Michel Jouvet den REM-Schlaf: paradoxer Schlaf. Außen ruhig, innen lebhaft, das wirkt wie ein Widerspruch, wenn man glaubt, dass das Gehirn all seine Impulse aus der

Außenwelt bezieht. Der REM-Schlaf zeigt, dass das Gehirn fähig ist, Energie und Information aus sich selbst zu schöpfen. In einem berühmten Versuch überbrückte Jouvet chirurgisch die Blockade des Rückenmarks bei Katzen. Die operierten Tiere begannen, im REM-Schlaf umherzulaufen und mit imaginären Mäusen zu spielen. Sie träumten offenbar – und lebten ihre Träume aus. Ein ähnliches Phänomen gibt es bei Menschen mit einer degenerativen Hirnerkrankung, der REM-Schlaf-Verhaltensstörung. Sie wird uns um 0.45 Uhr begegnen.

Fast alle warmblütigen Tiere haben REM-Phasen.[*] Wechselwarme Tiere – Fische, Amphibien, Reptilien und Insekten – haben sie schon deshalb nicht, weil sie ihr Gehirn im Schlaf nicht auf Betriebstemperatur bringen könnten. Für die Vögel hat die Natur den REM-Schlaf sogar ein zweites Mal erfunden, unabhängig von den Säugetieren. Es ist also ziemlich unwahrscheinlich, dass die Natur nur aus einer Laune heraus all die Gehirne Nacht für Nacht belebt. Vielmehr muss es einen wirklich guten Grund für den REM-Schlaf geben. Aber träumen Vögel auch? »Die Aktivierung des Vogelhirns im REM-Schlaf legt nahe, dass sie träumen«, sagt Niels Rattenborg vom Max-Planck-Institut für Ornithologie in Seewiesen, »aber natürlich können wir nicht sicher sein.«

Vieles spricht dafür, dass der eingebaute Thermostat eine unerlässliche Voraussetzung für den REM-Schlaf ist. Doch seltsam: Gerade im REM-Schlaf verlieren wir die Fähigkeit, unsere Körpertemperatur zu regulieren. Wir schwitzen nicht und zittern nicht, unsere Körpertempe-

---

[*] Eine wichtige Ausnahme wird gleich behandelt.

ratur schwankt in Richtung der Umgebungstempera-
tur – wir verwandeln uns sozusagen zurück in Wechsel-
blüter. Ausgerechnet in jener Schlafphase also, die uns
von den Reptilien unterscheidet, nämlich im REM-Schlaf,
verlieren wir die physiologische Eigenschaft, die uns von
ihnen unterscheidet, die Temperaturregulation. Bisher
kennt niemand die Erklärung dafür. Ein weiteres Paradox des REM-Schlafs.

Sex im Körper, aber nicht im Kopf

Nicht nur die Augen regen sich im REM-Schlaf. Auch
die Geschlechtsteile sind in diesem Schlafstadium regelmäßig aktiv. Bei Männern versteift sich der Penis, bei
Frauen schwillt die Klitoris an. »Hab ich's doch gewusst!«,
könnte Freud dazu sagen, »im Traum leben wir unsere
verdrängten sexuellen Wünsche aus.« Dafür spricht allerdings nichts: Denn die Erektionen gehen nicht mit sexu-
eller Erregung oder sexuellen Träumen einher. Was im
Körper vor sich geht, kümmert das träumende Gehirn
nicht. Andere Erklärungen sind da wahrscheinlicher: Vielleicht sind die Erektionen eine Art Bereitschaftsdienst
für nächtliche Paarungsakte. Träume gelten manchen Forschern als Vorbereitung des Bewusstseins für das Aufwachen, da liegt es nahe, dass sich gleichzeitig auch der
Unterleib warmläuft. Oder die Erektionen sind gar nicht
für den Ernstfall gedacht, sondern nur zum Training. In
einem schlaffen Penis ist die Sauerstoffversorgung des
Gewebes stark eingeschränkt. Bleibt er zu lange untätig,
droht Gewebeabbau und verminderte Ausdehnungsfähig-

keit des Schwellkörpers – Erektionsstörungen. Die drei oder vier Erektionsphasen während der Nacht halten das Gewebe geschmeidig und gut durchblutet. Wer ein guter Liebhaber bleiben will, sollte daher genug schlafen.

Sex im Körper also, wenn die Augen zucken. Aber was geschieht im Kopf? Mitte der 1970er-Jahre waren die Wissenschaftler ratlos. Weltweit erklärten die Psychoanalytiker ihren Patienten auf der Analysecouch, dass sie sich nach oraler Befriedigung sehnten, wenn sie im Traum an einer Zigarette zogen – aber kein Forscher hatte einen Anhaltspunkt dafür. Und dann behauptete auch noch einer der Talentiertesten unter ihnen, die Freud'sche Suche nach Sinn in Träumen sei Quatsch: der Amerikaner Allan Hobson, geboren im Jahr 1933, promoviert in Psychiatrie an der Harvard Medical School im Jahr 1959, genannt »der Anti-Freud«.

In den 1960er-Jahren war die psychologische Forschung fast komplett dominiert von der Psychoanalyse à la Freud. Psychoanalyse war damals eine Weltanschauung. Die Lehre des Entdeckers des Unbewussten war zum Dogma erstarrt, und alle Phänomene wurden in ihren Begriffen beschrieben. Was da nicht hineinpasste, galt nicht. Hobson aber war kein Freund von Dogmen. Er liebte es, Ideen infrage zu stellen, zu prüfen, zu zweifeln. Er stieß sich an der Übermacht der Psychoanalyse an den amerikanischen Hochschulen und machte sich daran, sie zu stürzen. Im Jahr 1977 kam er mit seinem Kollegen Robert McCarley mit der Theorie heraus, dass Träume durch Reizwellen entstehen, die aus den archaischen Tiefen des Hirnstamms aufsteigen. Wenn diese sogenannten PGO-Wellen (Ponto-Geniculo-Occipitale-Wellen) auf die Großhirnrinde treffen, versucht diese, was sie mit allem versucht: einen Sinn darin zu erkennen. Nur dass da kein Sinn ist. Träume entspringen nicht dem Unbewussten, sagt Hobson, sondern einem wulstigen Abschnitt des Stammhirns namens *Pons* (lateinisch Brücke), der quer über den letzten Ausläufern des Rückenmarks liegt. Der *Pons* entstammt den Frühzeiten der Wirbeltier-Evolution. Er ist nicht für Schlauheit bekannt. »Träume sind der Lärm, den das Gehirn macht, während es seine Hausaufgaben erledigt«, erklärte Hobson. So wie der Magen manchmal grummelt, wenn er verdaut.

Man kann sich die Traumtheorie von Hobson und McCarley als Gewitter vorstellen, das im REM-Schlaf durch das Dickicht unserer Synapsen zieht. Das Unwetter tobt, die Blitze zucken und erhellen, was sonst im Dunkeln liegt. Die Großhirnrinde sieht es, kurz und grell erleuchtet, mit bizarren Schatten. Sie erkennt Dinge, die da nicht sind – wie wir bei einem Gewitter im Wald: Ein Baum sieht plötzlich aus wie ein Riese, ein Busch wie ein Ungeheuer. Im REM-Schlaf sieht die Großhirnrinde fremdartige Dinge, die aus den Kategorien ihrer gewohnten Wachwahrnehmung fallen, und versucht, sie in diese Kategorien zu übertragen. Träume sind das, was dabei herauskommt.

Traumforschung – akademischer Selbstmord

Für die Anhänger Freuds war die Aussage von Hobson und McCarley natürlich eine Provokation. Doch sie hatten dem zunächst wenig entgegenzusetzen. Träume gerieten nun wieder in Verruf bei den empirisch gesonnenen Psychologen und Neurophysiologen. Hobsons Lehre von den Träumen als sinnlosem Synapsengeflimmer wurde jetzt das neue Paradigma der Schlafforschung und dominierte das Feld mehr als drei Jahrzehnte lang.

Einer der großen Traumverächter war Francis Crick, Entdecker der DNA-Struktur und Nobel-Laureat. In den Medien kam die falsche Geschichte auf, Crick habe die Doppelhelix des Erbgutmoleküls zuerst im Traum gesehen. Sie zirkulierte hartnäckig, obwohl Crick und sein Kollege James Watson sie immer wieder richtigstellten. Crick wechselte dann sein Forschungsterrain, wandte sich von der Molekulargenetik ab und der Gedächtnisforschung zu. Von ihm stammt die »Müllentsorgungstheorie der Träume«: Was wir nachts sehen, behauptete er, sei die überflüssige Information, derer sich das Gehirn im REM-Schlaf entledigt. Cricks Denken war damals geprägt von den Computern der 70er-Jahre, riesigen Kästen mit rotierenden Magnetbandspulen, deren Speicher ständig voll waren. Er glaubte, dass das regelmäßige Entrümpeln unseres Synapsengeflechts nötig sei, weil sonst auch unsere Speicherkapazität überschritten würde. Ohne REM-Schlaf drohe demnach Datenchaos wegen Überfüllung im Kopf mit Wahrnehmungsstörungen, wie Schizophrene sie erleiden.

Crick hielt den REM-Schlaf für ein Löschprogramm, das die Sinneseindrücke des Tages aus dem Gehirn räumt. Und die Träume waren für ihn die Fetzen dieses Datenmülls, die sich gelegentlich ins Bewusstsein verirren – also aus Prinzip betrachtungsunwürdig. »Never recall a dream«, war Cricks Slogan: Erinnere dich nie an einen

Traum. »Niemand bestreitet, dass Träume gelegentlich amüsant sein können«, sagte er einmal, »aber die Beweislage lässt schwerlich den Schluss zu, dass Träume systematisch wichtige Mitteilungen machen.« Allerdings unternahm Crick nie einen ernsthaften Versuch, seine eigene Theorie zu beweisen. Und ausgerechnet ihm war nachgesagt worden, er habe sich zum Nobelpreis geträumt!

Die Müllentsorgungstheorie der Träume setzte sich nicht durch. Aber das Müll-Image blieb dennoch haften. Noch heute sagt Matthew Walker von der University of California in Berkeley: »Es ist fast schon akademischer Selbstmord zu sagen, dass man Träume erforschen will.« Das nächtliche Gaukelspiel ist vielen Forschern nicht geheuer. Mit den Möglichkeiten der empirischen Naturwissenschaft ist es schwierig zu fassen, und das ist für manche schon Grund genug, den Träumen die Bedeutung abzusprechen. »Deshalb erforsche ich die Träume nicht«, sagt Jim Horne, Direktor des Zentrums für Schlafforschung der Universität Loughborough, England, »sondern schaue den Traumforschern lieber vom Spielfeldrand aus beim Streiten zu. Träume sollten als das Kino der Seele betrachtet werden, fiktiv und ausschließlich zur Unterhaltung gedacht. Die meisten von ihnen sind ohnehin von so armseliger Qualität, dass man sie am besten vergisst.«

Doch allmählich bessert sich das Image der Träume wieder und sie rücken zurück in den Fokus der Forschung. Denn die Hobson'sche Lehre hat einen Haken: Sie widerspricht den Prinzipien der Evolution. Mit 70 Jahren hat ein Mensch durchschnittlich sechs Jahre mit Träumen verbracht. Warum aber sollte die Natur ihm so lange eine so aufwendige und mitunter verstörende Tätigkeit zumuten, wenn sie sinnlos wäre – und das in einem Zustand, wo er fast hilflos seiner Umwelt ausgeliefert ist? Es wäre wohl die größte Verschwendung – und Fahrlässigkeit – in der Evolution des Menschen.

Und es widerspricht der Intuition: Zu allen Zeiten und in vielen Kulturen hatten die Menschen das sichere Gefühl, dass ihre Träume ihnen etwas sagen sollten. Das lässt sich nicht einfach so wegwischen.

Die frühen Kulturen sind alle ähnlich mit Träumen umgegangen. Sie erkannten darin Ratschläge und Warnungen für die Zukunft. Sie alle – Assyrer, Ägypter, Juden, Griechen – entwickelten ausgefeilte Traditionen der Traumdeutung. Die alten Ägypter sahen, in erstaunlicher Übereinstimmung mit der Forschung von heute, den Schlaf als einen anderen Wachzustand. Im Schlaf, so glaubten sie, begegneten sie den Göttern. Sie müssen auch tatsächlich viel von ihren Göttern geträumt haben, darauf deuten ihre Gebete und Zaubersprüche hin, die oft um Fingerzeige im Traum bitten. Ihre Priester führten gezielt Träume mit speziellen Inkubationsriten herbei und schliefen dazu an heiligen Stätten. Die Griechen übernahmen diese Tradition und pilgerten zu Traumtempeln wie heute die Christen nach Lourdes.

Im zweiten Jahrhundert nach Christus verfasste der Traumdeuter Artemidoros von Daldis ein fünfbändiges Kompendium, in dem er 1400 Traumberichte von Menschen sammelte, die er auf seinen Reisen durch Griechenland, Italien und Asien getroffen hatte. Diese Berichte ordnete er nach Kategorien: Geburt und Tod, Körperteile, Essen und Trinken. Auf Artemidoros geht die bis heute verbreitete Ansicht zurück, dass Träume in einer festen

Symbolsprache zu uns sprechen. Laut Freud weist ein ausgefallener Zahn im Traum beispielsweise auf Kastrationsängste hin. Ein altes chinesisches Traumlexikon sieht darin eine Warnung, dass einer der Eltern in Gefahr sei. Erstaunlich: Auch ein altägyptisches Traumlexikon deutet einen ausfallenden Zahn als Tod eines Verwandten.

In der Antike und im Mittelalter galten Träume wie selbstverständlich als Vorboten künftiger Ereignisse. Auch große Gelehrte wie Thomas von Aquin beschäftigten sich mit Traumdeutung – was die Kirche jedoch gar nicht gern sah. Nach kirchlichem und weltlichem Recht war Traumdeutung ein Zweig der Zauberei und somit verboten. Das Alte Testament wurde allerdings nicht verboten – obwohl es vor Traumdeutung nur so strotzt. So las der alttestamentarische Patriarch Josef, genannt »der Träumer«, aus einem Traum des ägyptischen Pharaos die bevorstehenden sieben fetten und sieben mageren Jahre.

Eine feste Symbolsprache der Träume gibt es wohl nicht, aber universelle Muster durchaus:* Die Hauptper-

---

* Der wohl fleißigste Traumsammler der Geschichte war Calvin Hall. Er begann in den 1940er-Jahren, als er das Psychologie-Department der Case Western Reserve University leitete, die Traumberichte seiner Studenten zu katalogisieren. Bis zu seinem Tod führte Hall das Projekt fort, sein Schüler William Domhoff darüber hinaus. Zigtausende Traumberichte, sorgfältig katalogisiert nach dem System von Hall und Robert Van De Castle, sind auf www.dreambank.net abrufbar. Träume aller Altersstufen, Kulturen und sozialer Klassen finden sich darin. Man kann nachschlagen, was peruanische Männer über Pferde träumen, oder die Träume einer japanischen Großstadtbewohnerin mit denen eines afrikanischen Nomaden vergleichen. Und dabei erkennen, dass Menschen erstaunlich ähnlich träumen, egal wo, wie und wann sie leben.

son des Traums ist zumeist der Träumer selbst. Aber nicht immer. Kinder entwickeln erst allmählich einen beständigen Selbstbegriff, und so kommen sie auch erst nach ungefähr drei Lebensjahren in ihren eigenen Träumen vor. In 95 Prozent aller Träume treten weitere Figuren auf: Menschen, Tiere, Fabelwesen. Erwachsene träumen meist von ihresgleichen. Tiere tauchen besonders in Träumen von Kindern und Naturvölkern auf. Träume spielen häufig in Häusern, oft kommen auch Autos und andere Fahrzeuge vor, die Bewegung in die Träume bringen. Die meisten Träume im REM-Schlaf sind bewegungsreich, es wird gelaufen, gerannt, geschwommen und gefahren. Träume in anderen Schlafphasen sind ruhiger.

Fliegen à la Superman ist ein häufiges Traummotiv – und zwar weltweit. »Interessant daran ist«, sagt die amerikanische Traumpsychologin Jayne Gackenbach, »dass es in so gut wie allen Kulturen als Spaß, als erhebend gilt.« Jeder fliegt gern im Traum, aber niemand fällt gern. Träumer aller Kulturen finden sich auffällig oft in peinlichen Situationen wieder. Scham, eine Universalie des Träumens. Doch unterschiedliche Kulturen schämen sich für verschiedene Dinge. Nordamerikaner schrecken beispielsweise schweißnass aus Träumen hoch, in denen sie sich nackt an einem öffentlichen Ort wiedergefunden haben. Ureinwohner des Amazonasbeckens würde das dagegen kalt lassen.

Überall auf der Welt treten in den Träumen von Frauen ungefähr gleich viele männliche wie weibliche Figuren auf. Männerträume hingegen sind männerdominiert, mit einer Quote von 70 Prozent. Bei Männern, die in einer festen Partnerschaft leben, steigt die geträumte Frauenquote messbar an – weil sie häufig von der Partnerin träumen. Beide Geschlechter haben mehr schlechte Träume als gute, mit überwiegend negativen Emotionen. Vor allem Aggression ist häufig, zumindest bei Erwachsenen. Kinder träumen friedlicher, bis sie in die Pubertät kommen. Männer träumen mehr von körperlicher Gewalt als Frauen.

Und wo bleibt die Erotik, Herr Dr. Freud? Die empirische Traumforschung kann seine Behauptung, dass unsere Träume durch und durch sexgetränkt sind, nicht stützen: Nicht mehr als jeder zehnte Männertraum hat sexuellen Gehalt, bei Frauen sogar nur jeder dreißigste. Tagsüber denken wir sicherlich nicht weniger an Sex.

Viele der größten Köpfe der Geistesgeschichte schöpften ihre Ideen aus Träumen. Zahlreiche berühmte Entdeckungen, Erfindungen und schöpferische Leistungen haben ihren Ursprung im Traum. Paul McCartney etwa träumte ein Lied, wachte auf, schrieb es nieder und fragte am nächsten Tag seine Freunde, ob es bekannt sei. War es nicht, aber es sollte zum meistgespielten Radiosong aller Zeiten werden: »Yesterday« von den Beatles. Auch Ludwig van Beethoven soll mehrere seiner Werke im Traum empfangen haben. Und der geniale indische Mathematiker Srinivasa Ramanujan behauptete, auf »alle« seine Beweise im Traum gekommen zu sein. Manche seiner Fachkollegen sagten ihm sogar eine überirdische Verbindung ins Reich der Zahlen nach. Der Chemie-Nobelpreisträger Dimitri Mendelejew kam im Traum auf die Idee des Periodensystems. Dem amerikanischen Ingenieur George Westinghouse erschien das nach ihm benannte Eisenbahn-Bremssystem um zwei Uhr morgens im Traum. Auch sein größter Konkurrent, Thomas Edison, der fleißigste Erfinder aller Zeiten, versetzte sich regelmäßig in träumendes Dämmern. Der deutschstämmige Physiologe Otto Loewi bekam 1936 den Nobelpreis für eine Entdeckung, die ihm im Traum erschienen war. Der Golfprofi Jack Nicklaus erträumte sich eine neue Art, seinen Schläger zu halten, die sein Spiel deutlich verbesserte. Regisseure wie Ingmar Bergman und Federico Fellini setzten Traumbilder direkt in Filmszenen um. Der Schriftsteller Robert Louis Stevenson wurde durch einen Verwandlungstraum zu *Dr. Jekyll and Mr. Hyde* inspiriert. Elias Howe erfand die Nähmaschine im Schlaf, Hermann Hilprecht entschlüsselte babylonische Schriftzeichen. Den römischen Kaiser Konstantin I. bewegte das Traumbild eines leuchtenden Kreuzes dazu, das Christentum zur Staatsreligion zu machen. Und Julius Cäsar soll an seinem Todestag von seiner Frau angefleht worden sein, nicht in den Senat zu gehen, weil sie von seiner Ermordung geträumt hatte. Er tat es dennoch.

Der Traumkult des Masturbators

Im Jahr 1954 sah der amerikanische Künstler Jasper Johns in einem Traum sich selbst, wie er eine große amerikanische Flagge malte. Am nächsten Tag machte er sich daran, den Traum in Wirklichkeit umzusetzen. *Flag* wurde sein erstes wirklich originelles Werk. Er sagte sich daraufhin von allem los, was er zuvor geschaffen hatte, kaufte so viel wie möglich davon zurück und zerstörte es. Der Traum hatte ihm seinen Weg gewiesen. *Flag* machte ihn berühmt, es hängt heute im Museum of Modern Art in New York.

Träume haben ganze Stilrichtungen der Malerei geprägt. Eine davon ist der Surrealismus, der zum Ende des Ersten Weltkriegs entstand – in einer Zeit des Scheiterns und der Zerstörung also. Einer Zeit, die dazu einlud, etwas Neues zu beginnen. Der Dichter André Breton sammelte in Paris einen Kreis junger Künstler um sich und rief ein neues Denken in der Malerei, der Literatur und im Theater aus. Während seines Medizinstudiums, das er später abbrach, hatte Breton in einer psychiatrischen Anstalt gearbeitet und die Werke Sigmund Freuds kennengelernt. Er war beeindruckt und angeregt von Freuds Gedanken über das Unbewusste, korrespondierte später mit dem Pionier der Psychoanalyse und experimentierte auch mit Hypnose. Träume wurden ein wichtiger Teil des Surrealismus, ein Weg, der tristen historischen Wirklichkeit zu entkommen. Breton erklärte es zum Ziel der Bewegung, Träumen und Wachsein miteinander zu versöhnen, den scheinbaren Widerspruch zwischen ihnen zu überwinden und so zu einer tieferen Realität zu gelangen – der Surrealität. Breton lud seine engsten Gefolgsleute, unter ihnen Max Ernst, Salvador Dalí und Man Ray, in seine Wohnung in der rue Fontaine 21 ein, um über Träume zu reden.

Die Surrealisten versuchten, Traumerlebnisse möglichst getreu auf die Leinwand zu bringen, samt ihrer physikalischen und geometrischen Unmöglichkeiten. Salvador Dalí trieb den Traumkult besonders weit. Mehrere seiner berühmtesten Gemälde zeigen Traumbilder, darunter das mit dem wunderbaren Titel Traum, *verursacht durch den Flug einer Biene um einen Granatapfel, eine Sekunde vor dem Erwachen.* In seinem Buch *Fünfzig magische Geheimnisse* von 1948 verriet Dalí sein Spezialrezept. Zuerst Triebverzicht:

Dalí, bekennender zwanghafter Masturbator, blieb keusch, um die wachsende Begierde in Schöpferkraft zu sublimieren. Dann erwartete er die Eingebung im Traum – und zwar am besten im letzten Traum der Nacht, denn so nah am nächsten Tag seien die Sinne wieder rege.

Für Dalí war Träumen ein wichtiger Teil seiner Arbeit. Im Jahr 1945 engagierte der britische Regisseur Alfred Hitchcock ihn als Berater für die Traumsequenzen in *Ich kämpfe um dich*. Es war ein Projekt mit hohem Anspruch. Hitchcock wollte einen der ersten Hollywood-Filme drehen, die um Freuds Psychoanalyse gingen. Der Inhalt der Traumszenen war weitgehend vom Drehbuch diktiert. Der rätselhafte Protagonist, gespielt von Gregory Peck, leidet unter Gedächtnisverlust, eine Psychiaterin schüttet ihm Bromid in die Milch, um ihn ins Träumen zu versetzen, in der Hoffnung, auf diese Weise in seine verschütteten Erinnerungen vorzudringen. Das Drehbuch sah vor, dass der Träumer auf der Flucht vor einem riesigen Raubvogel einen schneebedeckten Hang hinabrennt. Doch das war Dalí nicht bizarr genug. Er wollte die Winkel der Szenerie surreal verzerren und ein Bild einbauen, zu dem ihn ein eigener Traum inspiriert hatte: die schöne Ingrid Bergman über und über bedeckt von krabbelnden Ameisen. Das war Hitchcock denn doch zu viel. Er trennte sich von Dalí, der sich daraufhin wieder ganz der Malerei zuwandte, bei der allein er das Sagen hatte.

Auch wenn die Augen sehen, kann das Gehirn blind sein

Manche Menschen behaupten von sich, nie zu träumen. Sie bekommen oft zu hören: »Doch, du träumst, du erinnerst dich nur nicht daran.« Schlafforscher haben das überprüft. Sie haben solche Menschen im Labor schlafen lassen, ihr EEG genommen und sie ungefähr zehn Minuten nach Beginn einer REM-Phase geweckt. Die allermeisten der Probanden sind daraufhin bekehrt und müssen zu ihrem eigenen Erstaunen zugeben: Sie träumen doch. Nur erinnern sie sich sonst nicht daran, weil sie weiterschlafen. Fehlende Traumerinnerung kann auch ein Zeichen von festem Schlaf sein.

Laut einigen Forschern träumen Menschen mit einem höheren Intelligenzquotienten öfter als andere. Aber auch sie vergessen den größten Teil dessen, was sie nachts erleben. Die durchschnittliche Länge von Träumen liegt zwischen zwei und drei Sekunden – zu kurz also, um im Gedächtnis zu bleiben.

Aber es gibt auch einige wenige Menschen, die tatsächlich nicht träumen. Die meisten von ihnen können es jedoch lernen. Der Blick nach innen will geschärft sein – wie der nach außen. Es geht den Nichtträumern wie Blinden, die ihr Augenlicht wiedererlangen, weil ihr zerstörter Sehnerv operativ wiederhergestellt wurde. Rein physiologisch betrachtet müssten sie sofort wieder sehen können. Denn ihr visueller *Cortex* ist gesund und mit Reizen versorgt. Doch zunächst sehen sie nichts. Ihr Gehirn muss nämlich erst lernen, die ungewohnten Reize zu verarbeiten. Der Spruch »Wir sehen nicht mit den Augen, sondern mit dem Gehirn« sagt die Wahrheit. Und Träume zeigen, dass das Gehirn sogar ohne Augen sehen kann. Aber wie das Sehen kann es auch das Träumen lernen – und verlernen.

Wer im REM-Schlaf liegt, träumt also nicht unbedingt. Es reicht nicht, dass im Gehirn jene Vorgänge ablaufen, die Träume ausmachen. Das Gehirn muss diese Vorgänge auch als Träume wahrnehmen. Bei Nichtträumern* ist das Gehirn sozusagen nachtblind.

Wer bereits träumt und mehr davon haben will, kann sein inneres Auge weiter schärfen. Es hilft da schon, überhaupt auf seine Träume zu achten – zum Beispiel, indem man ein Traumjournal führt, in das man bei jedem Aufwachen das gerade im Traum Erlebte festhält. »Sie werden verblüfft sein, was da morgens alles drinsteht«, sagt Michael Wiegand, Leiter des Schlafmedizinischen Labors am Klinikum Rechts der Isar in München. Allein indem man seine nächtlichen Gedankenspiele wichtig nimmt, kann man sich besser an sie erinnern, gehaltvoller träumen – und viel über sich selbst erfahren. »Jeder kann zum Hirnforscher werden, indem er sich mit seinen Träumen beschäftigt«, sagt Allan Hobson, »ganz ohne millionenteure Magnetresonanztomografen.«

---

* Als die Forscher nach Gemeinsamkeiten der Nichtträumer suchten, fanden sie heraus: Es sind typischerweise Menschen, die nicht kreativ arbeiten.

Die niederen Zentren bereiten die Bühne, die höheren führen Regie

Eine ungeklärte Frage ist, weshalb wir im REM-Schlaf mit den Augen zucken. Die erste Vermutung nach Aserinskys Entdeckung war, dass die Augenbewegungen das Umherblicken des Schlafenden im Traum nachvollziehen. Aber diese Vermutung zerschlug sich schnell. Zwar werden die Augenbewegungen umso heftiger, je intensiver die Gefühle im Traum sind – das ist die sogenannte REM-Dichte. Aber sie sind ziellos und ungerichtet, stehen in keinem Zusammenhang mit dem Trauminhalt. Vielleicht ist die Funktion der schnellen Augenbewegungen im Traum ja die gleiche wie die der sogenannten Sakkaden im Wachen: Obwohl in unserem Gehirn ein ruhiges Bild der Umgebung entsteht, zucken unserer Augen dauernd umher, rund 20-mal pro Sekunde. Das liegt daran, dass die Sehnerven sich sehr schnell an visuelle Reize gewöhnen und nach sehr kurzer Zeit die Übertragung einstellen, wenn sie nicht neu gereizt werden. Dafür sorgen die Sakkaden: Das Bild wird ständig zwischen benachbarten Nervenzellen hin und her verschoben, sodass das Bild immer wieder neu entsteht. Die REM-Zuckungen könnten im Traum die Sehnerven reizen und so den ganzen Sehapparat auf Empfang einstellen.

So reichhaltig ist das Kopfgeschehen im REM-Schlaf, dass immer weniger Forscher noch an die Hobson'sche These glauben, dass Träume bloße Reflexe auf Zufallssignale aus den Tiefen des Hirns seien. »Mag ja sein, dass das Stammhirn die Bühne für Träume bereitet«, meint der Psychiater Wiegand, »aber die höheren Zentren führen Regie.« Der *Pons* ist nicht die entscheidende Region für das Träumen, sondern die visuellen und auditiven Regionen der Großhirnrinde.

Zu irgendetwas müssen Träume gut sein. Das kann jeder am eigenen Leib spüren, der länger als 48 Stunden am Stück wach bleibt: Geist, Gedächtnis und Körper bleiben weit darüber hinaus leistungsfähig. Aber bald wird man launisch – und man beginnt zu halluzinieren. Als ich es selbst versucht habe, habe ich mehrere Besucher begrüßt, die gar nicht da waren. Ich habe geträumt, obwohl ich wach war. Das war ziemlich lästig. Es zeigt, dass Träume eine wichtige Funktion für unser mentales Leben haben für unsere Gemütsregulation und unsere Wahrnehmung der Welt – sonst hätte es mich nicht im Wachen mit solcher Kraft in den Traum gezogen. Und es zeigt, dass es besser ist, im Schlaf zu träumen.

Eine wichtige Funktion haben Träume also wohl – aber welche? Im Jahr 1994 stieß das Team des israelischen Hirnforschers Avi Karni auf eine heiße Spur: Versuchspersonen, die gezielt ihres REM-Schlafs beraubt werden, können sich grafische Muster schlechter merken. Der REM-Schlaf hilft also wie der Tiefschlaf beim Lernen. Das leuchtet ein. Lernen ist harte Arbeit fürs Gehirn, und im REM-Schlaf arbeitet dieses ganz zweifellos hart. Da sind doch bestimmt die Träume im Spiel, dachten viele Forscher.

In dieser Zeit fiel Wissenschaftlern allerdings etwas auf, das die Sache noch komplizierter macht: REM-Schlaf ist nicht gleich Traumschlaf, und Träume sind nicht gleich Träume. In allen Schlafphasen geht uns nämlich etwas durch den Kopf: Beim Einschlafen sind es oft einzelne Bilder oder Szenen, und im Tiefschlaf sind es eher Gedankenfetzen. Die langen, handlungsreichen Bildergeschichten erleben wir fast nur im REM-Schlaf.* Allerdings muss das Gehirn erst lernen, sich von den PGO-Wellen zum Träumen reizen zu lassen. Kinder verbringen viel mehr Zeit als Erwachsene im REM-Schlaf, aber über Träume berichten die meisten von ihnen erst ab einem Alter von drei Jahren. Voll ausgebildet ist ihr Traumbewusstsein frühestens mit fünf, vielleicht sogar erst mit acht Jahren. REM-Schlaf und Träumen hängen eng zusammen, aber es ist wichtig, sie nicht zu verwechseln.

Warum erzählt sich das Gehirn diese Geschichten? Es sieht so aus, als würde es damit irgendetwas ausprobieren, vielleicht etwas üben. Das Rätsel der Träume schien kurz vor seiner Lösung zu stehen. Denn nach Karnis Entdeckung brach eine Flut von Experimenten los, die den Zusammenhang von Lernen, Gedächtnis und den Schlafphasen erhellen wollten.

Was sie jedoch ergaben, war verwirrend. Die Rolle des REM-Schlafs beim Lernen, die nach Karnis Versuch noch so groß zu sein schien, schrumpfte und schrumpfte – und die Rolle des Tiefschlafs wuchs und wuchs. Lange Zeit sah es nach einer Arbeitsteilung aus: dass das Gehirn im Tiefschlaf das neu erlernte Faktenwissen festigt (Was-Wissen, genannt deklaratives Wissen) und im REM-Schlaf die neu erlernten Fähigkeiten (Wie-Wissen, prozedurales Wissen). Aber inzwischen zeigen die Experimente, dass das Gehirn sich alle Arten von Wissen, sowohl »Was« als

---

* Aber nicht ausschließlich. Auch aus dem Tiefschlaf, vor allem in der zweiten Nachthälfte, kommen Traumberichte, die von REM-Träumen kaum zu unterscheiden sind.

auch »Wie«, im Tiefschlaf einprägt (wie um 23.30 Uhr beschrieben). Beim Festigen von Fakten und Fertigkeiten bleibt für den REM-Schlaf allenfalls noch eine Nebenrolle übrig.* »Wenn mich jetzt jemand fragt, wozu der REM-Schlaf gut ist, dann habe ich keine gute Antwort«, bekennt der Lübecker Psychologe Jan Born, ein Schlafforscher von Weltrang.

Was nun? Ist das, was wir im REM-Schlaf sehen, also doch nur sinnlose Gaukelei? Nein, daran mag Jan Born nicht glauben – und nicht einmal Allan Hobson behauptet es. Seine Feindschaft gilt Freud, in seinen Vorträgen geißelt er »die Mystik der Glückskeksdeutung der Träume« und unterhält das Publikum mit einer Freud-Fingerpuppe, die er am Mittelfinger trägt. Aber Hobson ist kein Traumverächter. Im Gegenteil, er achtet seine Träume hoch und beschäftigt sich ausgiebig mit ihnen. Seit vier Jahrzehnten führt er Traumtagebuch. Wogegen er sich wendet, ist lediglich Freuds Behauptung, dass in Träumen chiffrierte Botschaften stecken, die wir entschlüsseln müssen. »Ich liebe meine Träume«, sagt Hobson, »aber ich interpretiere sie nicht.«

Über Freuds Suche nach Sexuellem in seinem Traum von Irma kann Hobson nur mitleidig mit der Fingerpuppe winken. Er glaubt, dass Freud vor lauter »Glückskeksdeutung« das Offensichtliche übersehen hat: Denn Freud

---

* Gelegentlich scheint der REM-Schlaf das Lernen sogar zu bremsen: In manchen Experimenten lernen die Probanden nicht schlechter, sondern sogar besser, wenn die Forscher ihnen den REM-Schlaf entziehen. Das könnte am chemischen Milieu des Gehirns im REM-Schlaf liegen: Beim Lernen müssen Serotonin-empfindliche Neuronen mithelfen. Aber gerade im REM-Schlaf fließt kein Serotonin.

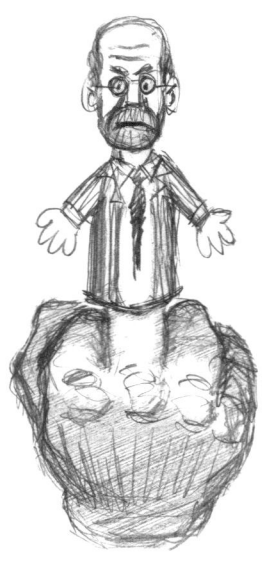

hatte ein schlechtes Gewissen wegen seiner Fehler bei der Behandlung Irmas, und deshalb träumte er davon. »Keine Symbole, keine unbewussten Wünsche«, meint Hobson. Dass er keinen Sex sehen will, wo Freud ihn sah, könnte auch mit dem unterschiedlichen Verhältnis der beiden zur Sexualität im Wachleben zu tun haben. Freud lebte in einer Gesellschaft mit starken sexuellen Tabus. Empfängnisverhütung hieß damals Zurückhaltung. Hobson war und ist ein bekennender Lebemann, sozialisiert in einer Zeit der sexuellen Befreiung. Er ist zum zweiten Mal verheiratet und macht keinen Hehl aus den außerehelichen Affären seiner jüngeren Jahre. Wozu da noch versteckter Sex im Traum? »Da mag zwar noch mehr unter der Oberfläche liegen«, gesteht Hobson zu, »aber warum sollen wir blind

danach raten, besonders wenn wir dafür an der Schatzkiste der Traumbedeutung vorbeilaufen, die an der Oberfläche auf uns wartet?«

»Schatzkiste der Traumbedeutung« – bevor Hobson so
etwas sagen konnte, musste er seinen Widerstand gegen
die Traumdeutung erst überwinden. Sein Schlüsselerleb-
nis hatte er am 1. Februar 2001. Er war gerade mit seiner
zweiten Frau Lia im Urlaub in Südfrankreich. Die beiden
saßen mit Freunden beim Frühstück, als Hobson plötzlich
von heftigem Schwindel gepackt wurde. Er presste seinen
Kopf auf den Tisch, um das Gleichgewicht zu halten. Lia,
eine Neurologin, erkannte die Symptome eines Schlag-
anfalls. Gegen seine anfänglichen Proteste verfrachtete sie
ihn ins Centre Hospitalier Princesse Grace. Eine kleine
Arterie in seinem Hirnstamm war geplatzt. Drei Wochen
lang lag er in Monaco im Krankenhaus, dann wurde er
heim nach Boston geflogen.

Die Untersuchung zeigte, dass der Schaden, den der
Schlag in Hobsons Hirn angerichtet hatte, vor allem im
Bereich der *Nuclei vestibulares* lag. Das sind vier kleine
Zentren oberhalb des Rückenmarks, die für den Gleich-
gewichtssinn zuständig sind. In ihnen laufen Reize von
Augen und Ohren zusammen, werden koordiniert und
über den *Thalamus* an die Großhirnrinde, also das Bewusst-
sein, weitergeleitet.

Ausgerechnet die *Nuclei vestibulares*! Deren Bedeutung
für das Kopfkino im REM-Schlaf hatte Hobson immer
wieder in seiner neurophysiologischen Theorie des Träumens unterstrichen. An der regen Offline-Aktivität der
Nuclei vestibulares liegt es, dass wir uns nachts oft wie in
einem Actionfilm fühlen: ständig in Bewegung, wir flie-

gen, springen, rennen. Die *Nuclei vestibulares* inszenieren die Stunt-Sequenzen unserer Träume.

Der Schlaganfall verschonte Hobsons überragende Geisteskraft, doch sein Gleichgewichtssinn war dahin. An Radfahren, seinen Lieblingssport, war daher nicht mehr zu denken. Inzwischen sitzt er sogar im Rollstuhl. Vor allem aber brachte der Schlaganfall seinen Schlaf durcheinander. Die ersten zehn Tage konnte er überhaupt nicht schlafen. Seine Träume verlor er noch länger. Und bald begann er, sie zu vermissen. Statt ihrer suchten ihn im Wachen furchtbare Halluzinationen heim, von Stürzen und abgetrennten Körperteilen. Hobson schrieb alles mit, er wurde zum Chronisten seiner Erkrankung – und zum Studienobjekt. Mehrere Fachartikel erschienen über ihn. Am Tag 38 freute er sich schließlich über seinen ersten vollen Traum seit dem Schlaganfall. Er nahm das als das entscheidende Zeichen seiner Gesundung.

Der evolutionäre Ursprung des REM-Schlafs vor vielen Jahrmillionen könnte allerdings nicht in der Psyche, sondern in der Physis gelegen haben, lange vor der Entstehung der Träume. Eine Theorie, verfochten von Eminenzen des Fachs wie Jerome Siegel in Los Angeles, besagt, dass die REM-Phasen den Organismus für das Aufwachen vorbereiten: ein bisschen Leerlauf für die komplizierte Maschinerie, damit sie dann gut vorgewärmt in den Tag starten kann.*

Ungefähr so erklärt auch der israelische Schlafforscher

---

* Das passt auch zu dem Befund, dass der natürliche Nachtrhythmus des Menschen aus mehreren Schlaf-Wach-Zyklen besteht – siehe 1.00 Uhr.

Peretz Lavie den Ursprung des REM-Schlafs. Er glaubt, dass er im Lauf der Evolution entstanden ist, um viele kurze Schlafabschnitte zu einem langen Ganzen zusammenzufügen. REM-Schlaf wäre demnach also der »Kitt« unseres Nachtschlafs – und biologisch gar nicht unbedingt nötig. Lavie erzählt von einem Patienten YH, der ohne REM-Schlaf auskam, und das ohne irgendwelche Beschwerden. Eine genauere Betrachtung der Schlafkurven von YH zeigt jedoch, dass er zwei bis fünf Prozent seiner Schlafzeit im REM-Zustand verbrachte. Vielleicht genügt das ja bereits für seelische Gesundheit.

Allerdings spricht einiges dagegen, dass der REM-Schlaf nur ein Lückenfüller im Schlafgeschehen ist. So bekommen Säugetiere im Winterschlaf trotz ihres Ruhezustands Schlafmangel, wenn sie sich nicht regelmäßig in den REM-Schlaf »wecken«.

Es wäre aber untypisch für die Natur, die große Umnutzerin ihrer Werke, wenn sie es bei einer Aufgabe für den REM-Schlaf belassen hätte. Auch Peretz Lavie ist überzeugt, dass später andere, wichtigere Funktionen hinzukamen.

Eine dieser Aufgaben könnte Überlebenstraining sein. Diese überraschende Idee verfolgt der Neuroforscher Jonathan Winson seit den 1980er-Jahren, und er fand eine überraschende Bestätigung für sie. Winson war gelernter Flugzeugingenieur und wechselte dann das Fach, weil er die Entschlüsselung des Gehirns für die größte technische Herausforderung hielt. Besonders angetan hatten es ihm die Theta-Wellen, die er ausgiebig an Tieren in seinem Labor an der Rockefeller University in New York City untersuchte. Dabei fiel ihm auf, dass diese Wellen immer

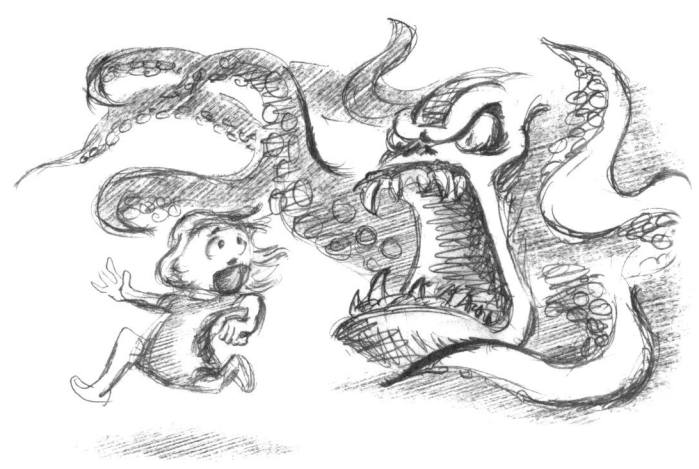

dann – und nur dann – durch das Gehirn branden, wenn es um Leben und Tod geht, zum Beispiel in einer Katze auf der Jagd oder einer Ratte, die ein Raubtier wittert. Sie kommen aus dem *Hippocampus*, der für die Verfestigung von Erinnerungen zuständig ist. Offenbar machen sie das Gehirn aufnahmefähig für lebenswichtige Informationen. Die einzige andere Zeit, in der die Theta-Wellen auftreten, ist der REM-Schlaf. Winson folgerte daraus, dass es auch dann im Kopf ums Überleben geht. Das passt zu den häufigen Jagdszenen, die wir im Schlaf erleben. Die Verfolgungsjagd ist immerhin das häufigste Traumszenario, über alle Zeiten und Kulturen hinweg.

Was uns heute manchmal schweißnass aus dem Schlaf schrecken lässt, könnte unsere Vorfahren für das Leben in Wald und Steppe gewappnet haben. Die Steinzeit war hart, überall lauerten Gefahren – menschliche und tierische Feinde, Futterkonkurrenten und Naturgewalten. Unsere Träume künden noch von damals. Weil unsere Vorfahren darauf vorbereitet sein mussten, das Richtige zu tun, wenn plötzlich ein Säbelzahntiger im Höhleneingang stand, schlagen wir uns heute nachts immer noch mit großen, bösen Tieren und mordlustigen Fremden herum. Sonst hätten unsere Ahnen wohl kaum das fortpflanzungsfähige Alter erreicht, und wir wären nicht hier. Seien wir also dankbar für jeden Albtraum!

Winson war überzeugt, dem Sinn der Träume auf der Spur zu sein: In ihnen schärft das Gehirn seiner Meinung nach seine genetisch vorprogrammierten Überlebenskünste. In der Folge suchte er nach Belegen für seine Theorie und fand sie bei einem Urvieh, das auf den ersten Blick überhaupt nichts mit Träumen zu tun hat: Der Ameisenigel ist ein lebendes Fossil, ein Überbleibsel aus der Zeit, als die Säugetiere sich aus den Reptilien entwickelt hatten und noch Eier legten. Und der Ameisenigel hat ein besonderes Schlafmuster: Der REM-Zyklus mit den Theta-Wellen fehlt ihm, er verbleibt in einem Zwischenzustand, nicht REM-Schlaf, aber auch kein reiner Nicht-REM-Schlaf. Also, schloss Winson, muss der REM-Schlaf entstanden sein, als sich die lebend gebärenden Säugetiere, zu denen auch wir Menschen gehören, von den Ursäugern abspalteten. Vor ungefähr 140 Millionen wurde demnach der erste Traum geträumt.

Winson glaubt, das Problem zu kennen, für das Träumen die Lösung war. Bevor die Natur den REM-Schlaf erfand, mussten die Säugetiere von damals überlebenswichtige Informationen sofort nach deren Eintreffen verarbeiten: wo die guten Beeren wachsen, wo die giftigen und wo der Tiger lauert… Diese Informationen mussten in die Datenbanken der Planungs- und Entscheidungszentren im Stirnhirn gespeist und mit den vorhandenen Daten abgeglichen werden, um künftig die richtigen Beeren zu essen. Das war neuronale Schwerstarbeit unter Zeitdruck – und nicht zu vergessen: unter Gefahr von außen.

Träumen verschiebt diese wichtige Arbeit in die Nachtruhe, vermutet Winson. Dann ist Zeit, sie gründlich zu erledigen. Tatsächlich zeigen Katzen, Affen und Ratten ein deutlich differenzierteres Verhalten als die traumlosen Ameisenigel. Ein Blick in die Schädel demonstriert noch deutlicher, wer sich die Denkarbeit besser einteilt: Ameisenigel haben ein unmäßig vergrößertes Stirnhirn. Hätte der Mensch versucht, seine heutigen kognitiven Fähigkeiten mit der Strategie des Ameisenigels zu erreichen, dann wäre sein Gehirn viel zu groß gewachsen, um noch in den Schädel zu passen. »Er bräuchte wohl eine Schubkarre, um es herumzutragen«, sagt Winson.

Mit seiner Überlebenstrainingstheorie der Träume steht Winson nicht allein. Die Schar ihrer Anhänger wächst, und unter ihnen ist auch der angesehene Neuroforscher Antti Revonsuo von der Universität Turku in Finnland. Revonsuo glaubt, dass Träume ein Installationsprogramm für unsere genetische Software sind: Die im Erbgut codierten Überlebenstricks werden dabei ins Gedächtnis übertragen. Das würde eine Grundregel im Schlafverhalten von Mensch und Tier erklären: Je selbstständiger die Jungen einer Art nach der Geburt sind, desto weniger träumen sie. Neugeborene Delfine sind von Beginn an unabhängig, sie träumen wenig. Dagegen haben menschliche

Babys eine lang gezogene Lernkurve vor sich. Im Mutterleib, wenn die Gene sich entfalten, verbringen Embryos die Hälfte ihrer Lebenszeit im REM-Schlaf. Mit dem Heranwachsen sinkt sowohl die Schlafdauer als auch der REM-Anteil. Bei Erwachsenen ist die REM-Zeit auf zwei Stunden täglich geschrumpft.

Das erklärt auch die Wirklichkeitsillusion der Träume: Denn um Triebe und Instinkte zu erlernen, muss man Situationen »durchleben«. Dafür versetzt der Traum uns in die Fluchtsituation. Die Theta-Wellen suggerieren dem Gehirn: Ernstfall! »Aus der Sicht der betroffenen Gehirnmechanismen ist geträumtes Geschehen gleichwertig mit wirklichem Geschehen«, erklärt Revonsuo.

Überlebenstraining mag eine Funktion der Träume sein, aber es ist wohl schwerlich die einzige. Robert Stickgold, ein Schüler von Allan Hobson, glaubt, dass das Gehirn im REM-Schlaf die im Tiefschlaf begonnene Arbeit vollendet: Im Tiefschlaf hat es seine Erinnerungen gesichtet, aussortiert und gefestigt und im REM-Schlaf kombiniert es die Fragmente zu einem neuen Ganzen: »Im Traum suchen wir nach neuen, kreativen Wegen, Erinnerungen und Ideen zusammenzusetzen«, meint er.

Die kalifornische Psychiaterin Sara Mednick hat die verknüpfende Kraft der Träume experimentell demonstriert: Sie zeigte in Tests, die dem bekannten Quiz *Jeopardy* ähneln, dass REM-Schlaf Probanden hilft, kreativ mit Begriffen umzugehen.

Das Innenleben eines Menschen ist ein ungeheuer komplexes Geflecht aus Gefühlen, Gedanken, Bildern, Erinnerungen, Instinkten und Trieben. Jede neue Erfahrung will darin eingeflochten sein. Im Traum verknüpft das Gehirn die Bruchstücke der Erinnerung zu einem sinnvollen Ganzen. Das ist harte Arbeit fürs Gehirn – Integrationsarbeit. Kein Wunder also, dass wir im REM-Schlaf Bewusstsein erlangen. Denn Bewusstsein ist Integration.

Für diese Integrationsarbeit vernetzt sich das Gehirn anders als im Tiefschlaf. Vor einer Stunde, um 0.30 Uhr, war das Netzwerk im Kopf lokalisiert: Mehrere wichtige Hirnareale waren offline gegangen, um ihre Aufräumarbeiten zu erledigen. Im REM-Schlaf, unter dem Einfluss der Neurotransmitter Acetylcholin und GABA, ist das WWW im Kopf wieder geknüpft, fast wie im Wachen. »Während des Schlafs arbeitet das Gehirn wie ein Webbrowser«, sagt Robert Stickgold von der Harvard University, »es gliedert neue Erfahrungen ein, indem es durch verschiedene Gedächtnissysteme surft, um Assoziationen und Verknüpfungen herzustellen, die uns helfen, die Welt zu verstehen.« Der REM-Schlaf ist die Spielphase des Gehirns nach dem Großreinemachen im Leichtschlaf und Tiefschlaf.

Es sieht also keineswegs mehr so aus, als gäbe es nach den vorangegangenen Schlafphasen im REM-Schlaf nichts mehr zu tun. Es muss viel mehr geordnet werden als nur das Gedächtnis. Unsere Gefühle und Wünsche wollen mit unseren Erinnerungen und unseren Genen abgestimmt sein. Das ist komplizierter als die Gedächtniskonsolidierung, vor allem ist es schwieriger zu messen. Aber es ist sicherlich nicht weniger wichtig für unser Seelenleben.

Die unterschiedlichen Funktionen der Schlafphasen zeigen sich auch im Traumerleben. Viele Einschlafträume, wie wir sie um 23.00 Uhr gesehen haben, sind getreue Nachspiele des Tagesgeschehens. REM-Träume fast nie.

In ihnen sitzt man als Erwachsener plötzlich wieder auf der Schulbank, oder hinter der Tür der Ferienwohnung liegt das heimische Wohnzimmer. So fühlt es sich an, wenn das Gehirn seine Erinnerungen neu zusammenfügt. Da wird gestutzt, zurechtgezupft und eingepasst, es kracht und rumpelt. REM-Träume sind das bewusste Erleben dieses Einpassens. Das Gehirn will in ihnen nicht die Welt abbilden, sondern neue Eindrücke in den alten Erfahrungsschatz integrieren.

Eine ganze Reihe von Experimenten belegt, dass die Funktion des REM-Schlafs etwas mit den Gefühlen zu tun haben muss. In Gedächtnistests wirkt er selektiv auf emotional stark besetzte Erinnerungen – zum Beispiel auf Bilder, die die Probanden mit wichtigen eigenen Erlebnissen verbinden. Der kalifornische Schlaf- und Hirnforscher Matthew Walker vertritt die Theorie, dass wir im REM-Schlaf unseren Gefühlshaushalt klären: Das Gehirn sichtet die Ereignisse des Tages, prüft die Emotionen, die wir mit ihnen verbinden, löst diese Verbindungen und bewertet die Ereignisse neu. Also genau das, was man seelische Verarbeitung nennen kann: »Der REM-Schlaf nordet unseren emotionalen Kompass wieder ein«, sagt Walker. Eltern wissen, wie gut ein Schläfchen einem quengelnden Kind tut. So etwas hat Walker aber auch bei Erwachsenen beobachtet: REM-Schlaf korrigiert ihre Neigung, im Lauf des Tages immer empfindlicher auf Gesichter zu reagieren, die Ärger oder Furcht ausdrücken, und macht sie empfänglicher für fröhliche Gesichter.

Doch warum dominieren dann negative Emotionen die REM-Träume? Dafür hat Walker eine faszinierende Erklärung: Dies hilft uns, die negativ besetzten Erlebnisse in einem anderen chemischen Hirnzustand nochmals durchzumachen, weil das den Erinnerungen ihre emotionale Schärfe nimmt. »Redressing« nennt Walker diesen Vorgang: Die Erinnerungen werden von den Emotionen »entkleidet«, damit sie neu bekleidet werden können.* REM-Träume wirken wie Balsam auf unsere Ängste, Aggressionen und Verletzungen.

Einen schlauen Versuch, um die emotionale Wirkung der Träume zu messen, unternahm die Chicagoer Psychologin Rosalind Cartwright Ende der 1990er-Jahre. Sie holte Frauen, die gerade eine Ehescheidung durchlitten hatten, ins Schlaflabor und zählte, wie oft sie von ihrem Ex-Mann träumten. Jene, die besonders heftig deprimiert waren, träumten öfter von ihm – aber gerade jene, die öfter von ihm träumten, kamen auch besser aus ihrem Tief heraus. Der Mannheimer Traumforscher Michael Schredl hat festgestellt, dass Träume auf Alkoholiker als heilsame Abschreckung wirken können, wenn sie ihnen die üblen Folgen ihrer Sucht vor Augen führen. »Jeder Traum ist eine kleine Psychotherapie«, sagt Brigitte Holzinger, Leiterin des Instituts für Bewusstseins- und Traumforschung in Wien.

Freuds große Leistung war die Erkenntnis, dass Träume keine Botschaften von Göttern, Engeln oder Feen, sondern selbst gemacht sind. Die Welt, der wir uns im Traum zukehren, liegt in uns selbst. Für Freud waren die Träume »der Königsweg zum Unbewussten«. Die Philosophen von heute sehen in ihnen den Königsweg zum Bewusstsein. Träumen ist radikaler Bewusstseinswandel. Und das

---

* Das ist der Prozess, der bei Albträumen schiefgeht.

führt die Philosophen ein Stück weiter zur Lösung ihres Lieblingsrätsels: Was ist Bewusstsein? Das kann man sich vorstellen wie bei Landvermessern: Um einen entfernten Punkt zu kartieren, »triangulieren« sie – sie peilen ihn von zwei Punkten aus an, die möglichst weit auseinanderliegen. So ist es auch, wenn man die Tiefen des Bewusstseins ausloten will, man braucht zwei möglichst weit auseinanderliegende Punkte, um es anzupeilen. Und diese zwei Punkte sind Wachen und Schlafen. »Ich suche nach der Essenz des Bewusstseins«, sagt der Mannheimer Philosoph Thomas Metzinger, »daher interessiert mich die Frage: Was sind die Minimalbedingungen für Bewusstsein?«

Das Interesse der Philosophen an den Träumen ist noch jung. Es gab nicht wenige, die darauf beharrten, dass wir gar nicht wirklich träumen, sondern uns nur fälschlich daran erinnern. Träumen und Schlaf schlossen sich ihrer Meinung nach aus, weil sie Schlaf für eine Form der Bewusstlosigkeit hielten. »Wenn jemand irgendeinen Zustand von Bewusstsein hat, dann folgt logisch, dass er nicht fest schläft«, erklärte 1956 der amerikanische Philosoph Norman Malcolm. Träume galten ihm als Selbsttäuschung des Gehirns beim Aufwachen, entstanden aus dem Restgeflimmer neuronaler Aufräumarbeiten, aus dem sich das anspringende Bewusstsein schnell eine Geschichte zusammenreimt.*

Tatsächlich kann das Gehirn in Sekundenbruchteilen scheinbar episch lange Träume konstruieren. So träumte der französische Arzt Alfred Maury einmal im 19. Jahrhun-

---

* So ähnlich wie bei den Einschlafmyoklonien um 23.00 Uhr.

dert von der Schreckensherrschaft der Revolutionszeit, erlebte im Traum grausige Mordszenen, wurde dann selbst vor Gericht zitiert, nach längerer Verhandlung verurteilt, auf den Richtplatz geführt und auf dem Schafott vom Henker aufs Brett gebunden. Das Beil der Guillotine fiel. Er spürte, wie sein Kopf vom Rumpf getrennt wurde. In diesem Moment wachte er verängstigt auf – und bemerkte, dass der Bettaufsatz ihm auf die Halswirbel gefallen war. Auf den Weckreiz hin muss sein Gehirn sich den Traum also blitzschnell im Nachhinein zusammengereimt haben. Doch das ist eine seltene Ausnahme. Inzwischen glaubt so gut wie niemand mehr, dass unsere Träume nur falsche Erinnerungen sind. Wir durchleben sie tatsächlich im Kopf – und zwar bei Bewusstsein. »Bewusstsein ist das Erleben einer Welt«, definiert Thomas Metzinger. Für die Frage, ob Bewusstsein oder nicht, ist es egal, ob diese Welt wirklich existiert. »Bewusstheit kann man sich nicht einbilden«, sagt Metzinger. Träume beweisen, dass das menschliche Gehirn keine Außenwelt braucht, um ein Hier und Jetzt zu erleben. Traumberichte aus dem REM-Schlaf sind meist sogar ausführlicher als Berichte von wachen Menschen auf die Frage, was sie gerade erlebt haben.

Und so gewinnen die Träume jetzt an Ansehen bei Forschern und Philosophen. »Träumen ist offenbar eine sehr hoch entwickelte Funktion des Gehirns«, meint Christof Koch, Neurowissenschaftler am California Institute of Technology in Los Angeles, »eine besonders lebendige Form von Bewusstsein.« Der finnische Philosoph Antti Revonsuo hält Träume für »Bewusstsein in Reinform«. Und der kalifornische Psychologe William Domhoff behauptet, dass es keinen wesentlichen Unterschied zwischen Traumdenken und Wachdenken gibt.

Was die Hirnforscher mit ihren Scannern in träumenden Gehirnen beobachtet haben, spricht allerdings gegen Domhoff. Das in Acetylcholin getränkte Gehirn läuft in einem völlig anderen Betriebszustand als im Wachen. Auffällig aktiv ist unser Sehzentrum, das die lebhaften Traumbilder erzeugt. Auch das limbische System, der Hauptsitz unserer Gefühle, arbeitet auf Hochtouren, wenn wir träumen – besonders die *Amygdala*, die sich im Wachen alle Ängste unseres Lebens merkt.

Dagegen sind die Bereiche des *präfrontalen Cortex*, die für unser raumzeitliches Erleben zuständig sind, auf Sparbetrieb geschaltet. So erklärt sich, dass das Zeitempfinden im Traum regelmäßig außer Takt gerät – und ganze Jahrhunderte in Sekunden verfliegen können. Auch jene Hirnareale, mit denen wir im Wachzustand logisch-analytisch denken, funktionieren im Traumzustand nur eingeschränkt. Das assoziative Denken hat freie Bahn. Deshalb verlaufen viele nächtliche Halluzinationen so bizarr und wenig schlüssig. Auffällig still ist der *dorsolaterale* Teil des *präfrontalen Cortex*, der eine wesentliche Rolle für die reflexive Bewusstheit spielt, also jene Bewusstheit für den eigenen Zustand, die den Mensch vor anderen Tieren auszeichnet. Nur der Mensch ist sich dessen bewusst, bewusst zu sein. Im Traum allerdings nicht.

Auch von innen gesehen ist der Unterschied zwischen Wachbewusstsein und Traumbewusstsein deutlich. Im Wachen würden wir uns darüber wundern, fliegen zu können oder jemandem zu begegnen, der tot ist. Im Traum wundern wir uns jedoch selten über etwas. Wir kommen kaum auf den Gedanken, dass wir gerade träumen – täuschen uns also dauernd über unseren Zustand.*

Zu laut zum Aufräumen

Der elektrische Lärm der Theta-Wellen und die chemische Ausnahmesituation im REM-Schlaf verändern die Funktion des Gedächtnisses. Für Wartungsarbeiten am Gedächtnis, wie sie das Gehirn im Tiefschlaf macht, ist es im REM-Schlaf viel zu »laut«. Die Verbindung zwischen Großhirnrinde und *Hippocampus* ist unterbrochen, das Gedächtnis funktioniert spürbar schlechter als im Wachen, sowohl beim Abrufen als auch beim Speichern.** Das erklärt, warum wir die meisten Träume schnell vergessen. Sie sind offenbar nicht dafür gemacht, um sich an sie zu erinnern.

Freud erklärte diese Gedächtnislücken mit psychischer Verdrängung. Heute wissen wir, dass die Erinnerungen nirgendwohin verdrängt wurden, sie sind nur vorübergehend nicht erreichbar. »Das autobiografische Selbstmodell ist im Traum stark reduziert«, sagt Metzinger, »im Traum haben wir nur schlechte Erinnerungen an unser

---

* Wenn wir uns doch mal im Traum über unseren Zustand wundern, wird es spannend – diese Nacht um 5.30 Uhr.
** Deshalb kann im REM-Schlaf der Transfer von Erinnerungen, den wir im Tiefschlaf um 23.30 Uhr erlebt haben, kaum stattfinden. Der REM-Schlaf wirkt eher auf Erinnerungen, die unabhängig vom *Hippocampus*, also »prozeduralisiert« sind. Das erklärt auch das Phänomen des *Dream lag*: Neue Eindrücke brauchen meist rund eine Woche, um in die REM-Träume zu sickern.

vergangenes Wach- und Traumleben, das bewusste Selbst ist äußerst instabil.« In manchen Traumberichten scheint es, als vergäße der Träumende sich selbst völlig.

Was ist das für ein seltsamer Bewusstseinszustand? Jaak Panksepp, ein Neurologe und Psychologe an der Washington State University, hält ihn für den Urzustand des Bewusstseins. Bevor die Menschheit ihre höheren Formen des Wachbewusstseins und der Kognition entwickelte, lebten unsere Vorfahren in einem Zustand primitiven Traumbewusstseins, glaubt Panksepp. Vielleicht sind Spuren dieses Urbewusstseins bis heute erhalten: Denn auf einigen der frühesten Höhlenmalereien, mehr als 40 000 Jahre alt, bildeten unsere Ahnen sich mit Geweihen und Vogelköpfen ab – so unwirklich, dass Archäologen sie für Traumdarstellungen halten.

Allan Hobson vertritt jetzt die Theorie, dass wir uns im Traum in einem »protobewussten« Zustand befinden: Das Gehirn trainiert in einer selbst konstruierten virtuellen Welt für das Wachbewusstsein. Im Traum erprobt es seine elementaren Fähigkeiten – Triebe, Motorik, Wahrnehmung – für den Ernstfall im Wachen. Träume sind das Fundament unseres Bewusstseins, glaubt Hobson, nachdem er über sieben Wochen auf sie verzichten musste.

Der wichtigste Unterschied zwischen REM-Traum und Wachen liegt direkt hinter der Stirn: Der *präfrontale Cortex* ist die jüngste und größte, den Menschen vorbehaltene Errungenschaft der Hirnevolution und der letzte Teil des Gehirns, der heranreift. Er beherbergt den Sinn für die eigene Persönlichkeit, die langfristigen Folgen des eigenen Handelns und für Moral. Der Kern unseres Bilds von der Welt und uns selbst sitzt hier. Im Traum macht der *präfrontale Cortex* allerdings Pause. Das Denken ist befreit von den Zwängen, Geboten und Verboten, von denen es tagsüber geknechtet ist. Fehlt die Kontrollinstanz, übernehmen Emotionen wie Angst, Aggression und sexuelle Erregung das Kommando. Aus braven Menschen können daher im Traum Schläger und Lüstlinge werden.

Die Rolle des *präfrontalen Cortex* im Hirngeschehen zeigte sich eindrucksvoll am 13. September 1848 im amerikanischen Bundesstaat Vermont. Es war ein wichtiger Tag für die Hirnforschung und ein schlechter Tag für Phineas Gage – beides aus demselben Grund. Gage, damals 25, war Vorarbeiter einer Kolonne von Eisenbahnarbeitern, ein Bild von einem Mann, die Haare voll, die Gesichtszüge scharf und schön, der Körper muskulös. An jenem Tag standen Felsen der Trasse im Weg. Gage füllte Schwarzpulver in ein Sprengloch, steckte eine Zündschnur hinein und stieß die Ladung mit einer Eisenstange fest. Kann sein, dass er etwas zu kräftig zustieß, kann sein, dass er vorher vergessen hatte, mit Sand aufzufüllen. Auf jeden Fall explodierte die Ladung und rammte Gage die sechs Kilogramm schwere Eisenstange seitlich ins Gesicht. Sie stieß hinter seinem linken Auge vorbei, genau durch seinen *präfrontalen Cortex*, oben durch die Schädeldecke wieder heraus und landete 25 Meter weit entfernt.

Den Überlieferungen nach ging Gage mit dem Missgeschick ziemlich ungerührt um. Nach ein paar Minuten fand er seine Worte wieder, ging zu einem Wagen und fuhr in seine Wohnung. Gage posierte mit seiner Eisenstange für Fotos wie ein Walfänger mit seiner Harpune. Auch ohne linkes Auge sah er immer noch gut aus. Doch nach und nach fiel seinen Mitmenschen auf, dass er sich verändert hatte. Er war nicht mehr der alte, zuverlässige, gleichmütige Phineas Gage, sondern wurde launisch, aggressiv und unpünktlich. Im Schlaf werden wir alle ein bisschen wie Phineas Gage. Unser *präfrontaler Cortex* ist zwar nicht von einer Eisenstange durchbohrt, aber chemisch stillgelegt.

Es dauert rund 20 Lebensjahre, bis die Struktur des *präfrontalen Cortex* sich gefestigt hat – weshalb Hirnforscher dieses Alter als wissenschaftlich fundierte Marke für juristische Schuldfähigkeit ansetzen. Bei Kindern ist er noch nicht entwickelt. Im Traum finden wir zurück in die spielerischen, von der strengen Aufsicht des Verstandes befreiten Denkweisen unserer frühen Kindheit – in einen Zustand, der Erwachsenen sonst versperrt bleibt.

Damit findet Freud doch noch Bestätigung in der Traumforschung von heute. Er war nämlich überzeugt davon, dass der Schlüssel zu den Träumen in der frühen Kindheit liegt. Und tatsächlich scheint er dort zu liegen – allerdings nicht darin, was wir damals erlebt haben, sondern wie wir es erlebt haben. Bevor wir im dritten Lebensjahr beginnen, unsere Persönlichkeit und rationales Denken zu entwickeln, erleben wir die Welt vermutlich bildhafter und gefühlsbetonter. »Der Traumzustand könnte uns in diese Erlebnisform zurückversetzen«, sagt Brigitte Holzinger vom Institut für Bewusstseins- und Traumforschung in Wien. Im Traum können wir wieder zu Kindern werden, finden eine spielerische, assoziative Denkweise wieder, wie sie viele Erwachsene im Wachen längst verlernt haben. »Träume knüpfen tiefere Zusammenhänge als das Wachbewusstsein«, meint der amerikanische Psychologe Ernest Hartmann, »aber es sind

Gefühle, die diese Zusammenhänge leiten, nicht die Vernunft.« Kleine Kinder kennen es noch nicht anders. Kein Wunder, dass sie sich schwer tun, zwischen Traum und Wirklichkeit zu unterscheiden.

»Primärprozess« nannte Freud diese kindliche Denkweise, und es könnte gut sein, dass er damit das Gleiche meinte wie Hobson mit seinem »Protobewusstsein«. Es besteht also Hoffnung auf Versöhnung zwischen den großen Antagonisten der Traumforschung.

Den nächsten Schritt zur Enträtselung der Träume könnten die Hirnforscher tun. Sie haben begonnen, mit ihren f MRI-Scannern Gedanken zu lesen. Inzwischen können sie in speziellen Fällen erkennen, an was ein Proband gerade denkt – beispielsweise an ein Gesicht oder ein Haus. Jetzt unternehmen Forschergruppen in Japan und den USA erste Versuche, um aus dem schlafenden Gehirn zu lesen, was es gerade träumt. Sie haben die Entwicklung von »Traumrekordern« angekündigt. Zwar werden sie Träume sicherlich nicht in Kinofilme konvertieren können, aber zumindest Grundzüge ihres Inhalts erkennen. Träume, einst das Privateste, was ein Mensch erleben konnte, werden damit der Wissenschaft zugänglich.

Die folgenden Stunden vergehen im steten Wechsel zwischen Tiefschlaf und REM-Schlaf. Im Lauf der Nacht wandelt sich jedoch das hormonelle Milieu des Gehirns. Der Pegel des Wachstumshormons fällt, dafür übernimmt allmählich das wachmachende Stresshormon Cortisol das Regime. Gegen Morgen verbringen wir immer mehr Zeit im REM-Schlaf.

0.45 Uhr. Schlafwandeln.
Von nächtlichen E-Mails und träumenden Mördern

Lucy ist 44 Jahre alt und hat noch nie gut geschlafen. Sie hat schon alles Mögliche unternommen: Medikamente, Psychotherapie, Verhaltenstherapie. Erfolglos. Mit zehn Milligramm Zolpidem, dem derzeitigen Modeschlafmittel, findet sie eine Zeit lang vier bis fünf Stunden Ruhe. Dann nutzt sich die Wirkung des Medikaments ab. Also erhöht Lucy die Dosis auf 15 Milligramm. Eines Nachts steht sie auf, geht in ein anderes Zimmer, startet ihren Computer, loggt sich in ihren E-Mail-Account ein, schreibt drei E-Mails an eine Freundin und lädt sie für den nächsten Abend zu sich ein. Der Ton ist zunächst gar nicht liebenswürdig: »Komm morgen und bring Ordnung in dieses Höllenloch!!!!!« Dann etwas gemäßigter, aber kaum sinnvoller: »Um vier Uhr. Abendessen & Getränke. Wein und Kaviar mitbringen. Alles andere, zu erraten?« Am nächsten Tag ruft ihre Freundin an, um die Einladung anzunehmen. – Welche Einladung? Lucy weiß von nichts. Als sie in ihrem E-Mail-Postfach nachschaut, findet sie jedoch tatsächlich drei Mails, die in wirren Groß- und Kleinbuchstaben und einem ihr fremden Tonfall geschrieben und von ihrem Account gesendet worden sind. Lucy ist schockiert.

Im Februar 2009 beschreiben drei amerikanische Mediziner Lucys Fall im Fachmagazin *Sleep Medicine* in einem Artikel mit dem auffälligen Titel »Das Schreiben von E-Mails als Teil von Schlafwandeln nach erhöhter Einnahme von Zolpidem«. Lucy war nie zuvor schlafgewandelt, und sie hört auch damit auf, als sie auf den Rat der Ärzte hin die Zolpidem-Dosis wieder reduziert.

Dass private E-Mails in einem medizinischen Fachjournal abgedruckt werden, ist ungewöhnlich, doch der Fall Lucy ist es nicht. Denn Schlafwandeln ist ein Volksleiden. Auffällig häufig sind Kinder als Schlafwandler unterwegs – so oft, dass man es normal nennen kann. Warum gerade Kinder? Darüber gibt es nur Spekulationen. Es hängt vermutlich mit dem großen Umbau zusammen, den das reifende Gehirn erfährt. Erstaunlich, dass die Natur, die sonst konsequent das Risiko scheut, so viele junge Menschen nachts herumgeistern lässt.

Meist hat sich der Spuk mit den späten Teenie-Jahren erledigt, aber nicht immer. Schätzungsweise fünf Prozent aller Erwachsenen sind Schlafwandler. Vielleicht auch zehn oder 15 Prozent. Niemand kennt die genaue Quote, schon weil nicht alle Schlafwandler wissen, dass sie es tun.

Vieles an den Mechanismen des Schlafwandelns ist noch rätselhaft. Erwiesen ist, dass Stress es fördert. Und Medikamente, die den Schlaf vertiefen, können Schlafwandeln auslösen so wie im Fall Lucy. Auch die Gene spielen wohl eine Rolle: Wer einen nahen Verwandten hat, der schlafwandelt, tut es mit zehnfach erhöhter Wahrscheinlichkeit auch selbst.

Das Bild des Schlafwandlers, der mit geschlossenen Augen, vorgestreckten Armen und der sprichwörtlichen

»schlafwandlerischen Sicherheit« über die Dachfirste balanciert, ist allerdings verklärt. Schlafwandler haben meist die Augen offen, aber einen nebligen Blick. Sie bewegen sich langsam und tapsig, ein bisschen wie Roboter. Dabei sind sie zu erstaunlich komplexem Verhalten fähig: Kochen, Essen, Sex, Musizieren, Autofahren, Messerstechen, Morden – all das ist schon von Schlafwandlern berichtet worden. Doch das sind Ausnahmen. Die meisten der vermutlich zig Millionen Schlafwandler weltweit finden von selbst wieder ins Bett.

Was im Gehirn von Schlafwandlern vor sich geht, galt lange als unlösbares Rätsel. Bis dem Schweizer Neurologen Claudio Bassetti das Kunststück gelang, einen Schlafwandler in einen Hirnscanner zu bugsieren. Dabei kam ans Licht: Schlafwandler schlafen nicht! Sie sind wach. Ihr Bewusstsein ist nicht in sich gekehrt wie im Schlaf, sondern nach außen. Genauer gesagt: Ein Teil ihres Bewusstseins ist wach. Der Rest schläft weiter. Es sind die niederen Gehirnregionen, in denen die Triebe, Instinkte und Emotionen wohnen, die aus rätselhaften Gründen erwachen und den Schläfer aus dem Bett treiben. Die höheren Hirnregionen, die für absichtsvolles Handeln zuständig sind, schlummern ahnungslos weiter. Schlafwandler handeln zwar sehr emotional, aber nicht willentlich.

Schlafwandler sind Teilzeit-Zombies

Wer es noch genauer wissen will: Bei Schlafwandlern ist die Aktivität des *präfrontalen Cortex*, eines Teils des Frontallappens der Großhirnrinde, der für Aufmerksamkeit,

Entscheidungsfindung und Gerechtigkeitssinn verantwortlich ist, stark reduziert. Auch die Zentren für Gesichtserkennung sind außer Betrieb. Schlafwandler finden zwar
durch die Welt, erkennen aber niemanden.

Das limbische System, dem Triebe und Emotionen wie
Gewalt und Sexualität entspringen, ist befreit von der Kontrolle des *präfrontalen Cortex*. Daher verhalten sich Schlafwandler oft triebhaft und angriffslustig. Zudem sind Teile
des *Thalamus* wach, der die Hirnrinde mit anderen Arealen verschaltet, und das *Corpus striatum* (lateinisch für
»gestreifter Körper«), ein seit den Frühzeiten der Hirnforschung bekannter Teil der Basalganglien im Großhirn,
der die motorischen Befehle des Großhirns ausführt und
eigenständig stereotype motorische Bewegungen steuert.
Er ist das, was für einen Computerdrucker das Treiber-
programm ist. Wenn wir etwas »automatisch« tun, ohne
daran zu denken, zum Beispiel Zähneputzen, dann führt
das *Corpus striatum* die Regie. Daher führen Schlafwandler oft Bewegungen aus, die sie aus dem Wachen gewohnt sind, sie gehen aufs Klo oder in die Küche zum
Kühlschrank. »Dissoziativer Zustand« heißt so etwas im
psychologischen Jargon: Ein Teil der mentalen Prozesse
stiehlt sich aus dem Bereich davon, der im Bewusstsein
zusammenfließt, und macht sich selbstständig.

Schlafwandler sind tatsächlich Roboter aus Fleisch und
Blut – Teilzeit-Zombies. Deshalb interessieren sich Hirnforscher und Philosophen, die das Wesen des Bewusstseins verstehen wollen, besonders für sie. Schlafwandler
führen ihnen vor, dass Schlafen und Wachen einander
nicht ausschließen. Bewusstsein ist kein Ein-aus-Zustand,
es hat verschiedene Grade und Gestalten. Seine Bestand-

teile können sich nach verschiedenen Rezepturen mischen wie die Substanzen im brodelnden Kessel eines Alchimisten.

In einem einfachen und cleveren Experiment haben Schlafforscher in Paris die Prozesse in den Köpfen von Schlafwandlern genauer ergründet. Sie stellten ihnen motorische Lernaufgaben, wie sie auch Gedächtnisforscher ihren Probanden geben: Sie mussten immer wieder nach automatischen Anweisungen auf einem Computerbildschirm farbige Tasten drücken. In der Nacht im Labor bot sich den Forschern dann ein erstaunlicher Anblick: Die Schlafwandler wiederholten die Handbewegungen, die sie tagsüber gelernt hatten! Das zeigt, dass die Gehirne von Schlafwandlern nachts nachspielen, was sie tagsüber gelernt haben. Und es brachte die Wissenschaftler darauf, dass Schlafwandler die idealen Versuchspersonen für die Erforschung des Lernens im Schlaf sind. »Unsere Befunde sind der erste direkte und eindeutige Nachweis von äußerlich sichtbarem Nachspiel einer frisch gelernten Fähigkeit in menschlichem Schlaf«, schrieben die Forscher in ihrer Veröffentlichung.

Ein Bekannter von mir, einer der freundlichsten und umgänglichsten Menschen, die ich kenne, ist Schlafwandler. Nennen wir ihn Michael. Eines Abends hatten er und seine Frau Gäste, er war aber schon früh ins Bett gegangen. Plötzlich saß er wieder mit am Tisch und trank Wein. Die anderen wunderten sich, denn Michael trank sonst nie Wein. Er selbst aber wunderte sich noch viel mehr, als seine Freunde ihn am nächsten Morgen darauf ansprachen. Manchmal verhält sich der schlafwandelnde Michael so unauffällig, dass sogar seine Schwester nicht bemerkt, dass er nicht bei Bewusstsein ist. Mehrmals hat Michael, sonst ein gemäßigter Esser, den ganzen Kühlschrank leergefuttert – samt ungekochter Tortellini. Manchmal wird er bei seinen nächtlichen Umtrieben allerdings auch aggressiv, beschimpft seine geliebte Frau, schlägt Türen oder wirft Gegenstände durch das Zimmer. Ich habe immer gedacht, dass das nicht der Michael ist, den ich kenne, aber jetzt weiß ich: Es ist tatsächlich nur ein Teil von ihm. Der ganze Michael ist mir lieber.

Zu Zeiten der Romantik entwickelte sich ein regelrechter Kult um Schlafwandler. Gedichte, Romane und Kurzgeschichten wurden über sie verfasst. Der irische Schriftsteller und Arzt Oliver Goldsmith schrieb 1778 die *Geschichte des Cyrillo Padovano*, »eines Mannes, wenn ich es so ausdrücken darf, von doppeltem Charakter«. Tagsüber lebt Padovano in tiefster Frömmigkeit, nachts bestiehlt er ein Kloster und plündert einen Friedhof – »löscht so alle guten Taten aus, für die er am Tag geehrt wird«. Der italienische Komponist Vincenzo Bellini schrieb die Oper *La sonnambula*, uraufgeführt 1831 in Mailand, in der die schöne Müllerstochter Amina es sich beinahe mit ihrem Verlobten verdirbt, weil sie sich schlafwandelnd zu einem anderen Mann verirrt.

In jenen Zeiten konnte man als Schlafwandler zum Star werden. So erging es der 16-jährigen Jane Rider, die im April 1833 als Dienstmagd auf den Landsitz der Familie Stebbins in Springfield, Massachusetts, kam. Sie war gesund, gut erzogen und fügte sich zunächst bestens in den Haushalt ein. Dann aber, in der Nacht des 24. Juni, rastete sie aus. Mit rotem Gesicht und rasendem Puls wollte sie sich aus dem Bett kämpfen, die Familie Stebbins hielt sie jedoch nieder. Sie beklagte sich über Kopf-schmerzen. Am nächsten Tag erinnerte sie sich allerdings an nichts. Der Hausarzt Lemuel Belden diagnostizierte eine Magenverstimmung von zu viel Obst und verschrieb ihr ein Abführmittel. Einen Monat später erlitt sie den zweiten Anfall. Diesmal versuchte die Familie gar nicht erst, sie im Bett zu halten. Also erhob sie sich, deckte säu-berlich den Frühstückstisch und schöpfte sogar den Rahm von der Milch ab, ohne einen Tropfen zu verschütten. Am nächsten Morgen fragte sie, wer ihre Arbeit getan habe.

In Belden, dem Arzt, war daraufhin der Forschergeist geweckt. Er übernachtete bei den Stebbins, beobachtete die junge Schlafwandlerin und experimentierte mit ihr. Da er Berichte über außergewöhnliche Fähigkeiten von Schlafwandlern gelesen hatte, sah er so lange hin, bis er sie schließlich auch bei Jane Rider erkannte. Sie könne mit geschlossenen Augen im Dunkeln sehen, behaup-tete er, zum Beispiel lesen und Hindernissen ausweichen. Ihre Attacken häuften sich. Schlafwandelnd räumte sie ihr Zimmer auf, sang Lieder, rezitierte Gedichte, die sie im Wachen nicht wiedererkannte. Sie nähte mit Nadel und Faden, kochte Abendessen, holte dazu Feuerholz von draußen und Gemüse aus dem Keller und schmeckte das Essen sorgfältig ab. Alles mit geschlossenen Augen, be-richtete Belden.

So etwas sprach sich natürlich herum. Zuerst kamen die Menschen aus Springfield, um Rider beim Schlafwandeln zuzuschauen, dann von weiter her. Ihr ging es seelisch jedoch immer schlechter – bis Belden sie ins Irrenhaus steckte. Dort wurde sie mit Drogen, Säurefußbädern und Obstverbot behandelt, woraufhin ihr Schlafwandeln ver-

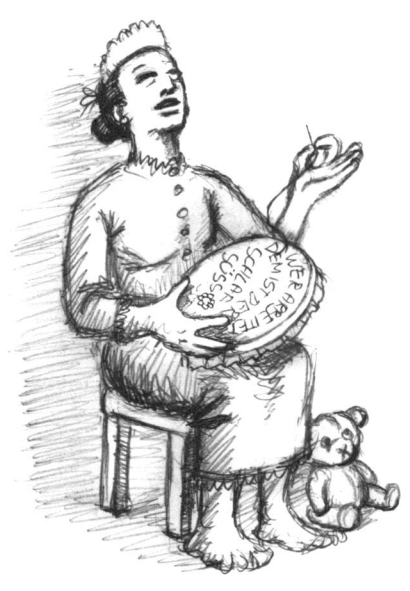

schwand. Zu den Stebbins kehrte sie nicht zurück, und sie verschwand mit der Zeit in der Vergessenheit. Belden schrieb ein Buch mit dem Titel *Schlafwandeln: der außergewöhnliche Fall der Jane C. Rider, der Schlafwandlerin von Springfield.* So entstehen Mythen. Zwar könnte es durchaus sein, dass Jane beim Schlafwandeln ungewöhnlich gut im Dunkeln sah, weil ihre visuellen Zentren übererregt waren. Aber bestimmt nicht von zu viel Obst. Und nicht mit geschlossenen Augen. Um zu sehen, muss man die Augen offen haben – punktum. Vielleicht hat Belden ja ein bisschen übertrieben, um seine Kollegen zu beeindrucken. Oder er wurde von einem schlauen Mädchen an der Nase herumgeführt, das ein bisschen Aufmerksamkeit wollte.

Vielleicht hat Jane Rider die Ärzte auch unabsichtlich genarrt. Man muss kein Schlafwandler sein, um dissoziative Zustände zu erleben. Mir passiert es manchmal, wenn ich sehr früh aufstehen muss. Dann komme ich zwar sehr schnell aus dem Bett und beginne mein Morgenprogramm. Aber mein volles Bewusstsein erlange ich oft erst nach dem Zähneputzen, unter der Dusche. Echter Schlafwandler bin ich dann zwar nicht, aber in einem »amnesischen Zustand«: Mein Gedächtnisschaltkreis ist außer Kraft, daher reißen Lücken in meine Erinnerung. Gut möglich, dass auch Jane Rider in solche amnesischen Zustände geriet.

Niedrige Betten, stumpfe Kanten

Es ist also Geisterstunde. Ein Schlafwandler spukt bei Ihnen herum. Was tun? Ihn packen und aus seinem Zombie-Zustand rütteln? Manchmal heißt es, das könne den Schlafwandler so erschrecken, dass er einen Herzstillstand erleidet. Diese Gefahr ist zwar gering, doch verwirrt sind Schlafwandler allemal, wenn sie sich plötzlich bei vollem Bewusstsein weitab ihres Betts im Gang wiederfinden. Manchmal erkennen sie dann nicht einmal ihre nächsten Verwandten. Die unangenehme Situation, sich plötzlich irgendwo als Schlafwandler wiederzufinden, setzt sie zusätzlich unter Stress, was das Schlafwandeln noch verstärken kann. Am besten ist es daher meist, sie in ihrem Zustand zu belassen, sanft am Arm zu fassen und ins Bett zurückzuführen. Sichern Sie Treppen und elektrische Leitungen, wenn ein Schlafwandler in Ihrem

Haus lebt, um das Verletzungsrisiko klein zu halten. Kinder sollten in niedrigen Betten ohne scharfe Kanten schlafen. Zur Behandlung genügen oft Entspannung gegen den Stress und mehr Zeit zum Schlafen. Manchmal ist eine Psychotherapie sinnvoll, selten Medikamente.

Schlafwandler sind meist harmlos und leicht zu bändigen. Das gilt jedoch nicht für eine andere, weniger bekannte Form der nächtlichen Aktivität, die oft mit dem Schlafwandeln verwechselt wird: die REM-Schlaf-Verhaltensstörung, abgekürzt RBD, nach englisch REM *sleep behavioral disorder*. Sie wurde erst in den 1980er-Jahren entdeckt. Auch RBD-Patienten geistern nachts herum. Aber im Gegensatz zum klassischen Schlafwandeln, das während der tiefsten Schlafphasen auftritt, entsteht die RBD in den regen REM-Schlafphasen. Die Betroffenen träumen, doch ihr Gehirn versäumt es, sich vom Körper abzukoppeln. Ihnen fehlt die Muskelblockade, die uns sonst im REM-Schlaf stilllegt – wie den Katzen im Labor von Michel Jouvet, die uns um 0.30 Uhr begegnet sind. Daher leben sie ihre Träume in der wirklichen Welt aus. Und weil sie häufig Albträume haben, beginnen sie zu randalieren. Geübte Beobachter erkennen den Unterschied im Bewusstsein zwischen Schlafwandlern und RBD-Erkrankten am Verhalten: »Schlafwandler agieren nur«, sagt die Schlafpsychologin Ursula Voss von der Universität Frankfurt, »Menschen mit RBD reagieren auch.« Sie lassen sich daher nicht einfach am Ellenbogen zurück ins Bett führen.

Ein hoher deutscher Politiker wurde vor einigen Jahren von seiner Frau mit dem Satz »Mit dem schlafe ich nie mehr in einem Bett« ins Schlaflabor geschickt. Dann sahen die Ärzte, warum sie das nicht mehr wollte: Ihr Mann verfiel im Schlaf regelmäßig in heftige Koitusbewegungen. Wenn er aus dem Bett stürzte, machte er auf dem Boden weiter. Kein Zweifel, er träumte erotisch.

Ein Mann neben sich, der mit Luft koitiert, ist ein anstrengender Bettgenosse. Noch weitaus schlimmer aber waren die Folgen der Schlafstörung ihres Mannes für die Frau von Brian Thomas, einem pensionierten walisischen Stahlarbeiter. Im Sommer 2008, kurz vor ihrem 40. Hochzeitstag, erwürgte er sie, als sie friedlich neben ihm lag. Normalerweise schliefen die beiden in getrennten Zimmern. Denn sie war so geplagt von der Nachtaktivität ihres Gatten, dass sie in ein separates Schlafzimmer gezogen war – mit dem Hausschlüssel unter dem Kissen, um ihren Mann wenigstens daran zu hindern, im Freien herumzustolpern. Doch in der Tatnacht befand sich das Paar im Campingurlaub und schlief ausnahmsweise nebeneinander. Da schreckte sie eine Gruppe Halbwüchsiger mit Motorenlärm auf. Die Thomas' räumten daraufhin das Feld und suchten sich einen neuen Standort für ihr Wohnmobil. Diesen Zwischenfall nahm Brian offenbar mit in den Schlaf. Anders als sonst reagierte er diesmal aggressiv. Im Traum griff er die vermeintlichen Störer an – und erwischte in Wirklichkeit seine Frau. Nachdem Thomas erwacht war, wählte er den Notruf: »Ich glaube, ich habe meine Frau umgebracht. O mein Gott! Ich muss geträumt haben. Was habe ich nur getan?«

Vor Gericht gab Thomas die Tat zu. Mehrere Psychiater begutachteten ihn und befanden, dass er zur Zeit der Tat nicht Herr über seine Handlungen gewesen sei. Einen »nicht-geistesgestörten Automatismus« stellten sie fest. Richter und Anwälte folgerten, dass Thomas zur Tatzeit keinen *Mens rea* gehabt habe, Juristenlatein für einen schuldfähigen Geist. Der Staatsanwalt ließ die Anklage gegen Thomas fallen, und der Richter pries ihn als »anständigen Mann und hingebungsvollen Ehegatten«. Er verließ daraufhin den Swansea Crown Court als freier Mann, umrahmt von seinen zwei Töchtern.

Vermutlich hat Thomas die REM-Schlaf-Verhaltensstörung. Sie tritt häufig zusammen mit Parkinson auf – woran er auch leidet. Aber unabhängig von der genauen Diagnose stellte der Richter etwas Wichtiges klar: Beim Schlafwandeln oder während einer RBD-Episode sind Menschen nicht sie selbst. In den Gehirnen von Schlafwandlern sind wichtige Kontrollzentren außer Kraft, bei RBD erleiden die Betroffenen einen umfassenden Realitätsverlust. Sie sind für das, was sie dabei tun, ebenso wenig verantwortlich wie gesunde Träumer für ihre im Kopf begangenen Untaten, zu denen sie sich im Wachen niemals hinreißen lassen würden. Schon der heilige Augustinus, der sich vor 1600 Jahren von einem Partylöwen in einen bedeutenden Theologen wandelte, wunderte sich über den Unterschied zwischen dem wachen und dem schlafenden Selbst: »Bin ich dann nicht ich, Herr, mein Gott?«, fragte er in seinen *Confessiones*. »Wahrhaftig, solch ein Unterschied ist zwischen mir und mir, schon innerhalb des Augenblicks, wo ich von hinnen in den Schlaf hinübergehe oder vom Schlafe zurück herüberkomme.« Als so groß erkannte er jenen Unterschied, dass er sich die Verantwortung für Traumtaten absprach: »Nicht wir haben es getan, was da irgendwie an uns geschieht.« Auch Augustinus hätte Brian Thomas sicherlich freigesprochen.

1.00 Uhr. Schlafrhythmen.
Von Lerchen und Eulen, und warum Durchschlafen nicht in unserer Natur liegt

Lissabon, September 2010: Fünf Schlafforscher kamen in einem Apartment zusammen. Was aber konnte man bei solch geballter Schlafkompetenz in dieser ungewöhnlichen Wohngemeinschaft erwarten? Um Punkt 22 Uhr Licht aus und friedliche Stille bis zum nächsten Morgen? Im Gegenteil. »Es war fast jede erdenkliche Schlafstörung vertreten«, erzählt einer der fünf. Ein Schlafwandler war dabei, ein Schlafloser, ein lauter Schnarcher und einer, der gern schreiend aus Albträumen hochfuhr. Es war so viel los, dass auch der fünfte, der normalerweise schlief »wie ein Baby«, keine Ruhe fand. Immerhin konnten sie sich tagsüber auf hohem Niveau über ihre Schlafgewohnheiten austauschen, denn sie waren zum Kongress der Europäischen Gesellschaft für Schlafforschung nach Portugal gereist, einem der größten Treffen dieser Disziplin.

Die schlaflosen Nächte der Forscher in Lissabon geben eine Ahnung von den Dramen, die sich Nacht für Nacht in vielen Schlafzimmern abspielen. In Umfragen bekennen mehr als 40 Prozent aller Deutschen, Probleme mit dem Schlaf zu haben. Fünf Prozent, also vier Millionen

Deutsche, leiden laut einer Erhebung der Techniker Krankenkasse sogar unter ernsthaften Schlafstörungen.

Auswahl gibt es dabei genug. Die *International Classification of Sleep Disorders* ICSD-II, das Standardhandbuch zur Klassifikation von Schlafstörungen, unterscheidet mehr als 100 verschiedene Erkrankungen, von unruhigen Beinen bis zu schmerzhaften Erektionen. Schlechter Schlaf hat also viele verschiedene Formen.

Guter Schlaf hat dagegen, wenn es nach vielen Medizinern geht, nur eine einzige, »hygienische« Form, und die sieht so aus: mindestens sieben Stunden, zwischen 23 und sieben Uhr, und zwar durchgehend. Wer später oder früher schlafen geht, muss sich eine Rhythmusstörung nachsagen lassen, wer zwischendurch aufwacht, eine Durchschlafstörung. Und Faulheit, wer sich tagsüber ein Nickerchen gönnt.

Der Durchschnittsdeutsche fügt sich brav in diese Norm, er geht um 23.04 Uhr zu Bett, entschlummert eine Viertelstunde später und wacht nach sieben Stunden und 14 Minuten wieder auf. Mit allem Drumherum verwendet er acht Stunden und 24 Minuten aufs Schlafen – so steht es zumindest in der letzten Zeitbudgeterhebung, die das Statistische Bundesamt in den Jahren 2001 und 2002 durchführte. Schlaf ist mithin die Tätigkeit, der der Durchschnittsdeutsche am meisten Zeit widmet, mehr als Arbeit und Hobbys. Ziemlich genau ein Drittel seiner Lebenszeit.

Nur: Den Durchschnittsdeutschen gibt es nicht. Die Statistik verwischt die Unterschiede zwischen den Menschen, und die sind enorm. Frauen schlafen etwas mehr als Männer – und liegen eher wach. Männer schnarchen mehr. Ältere Erwachsene schlafen deutlich mehr als jüngere. Ab ungefähr dem 60. Lebensjahr steigt das Schlafzeitbudget erkennbar an. Männer zwischen 40 und 59 Jahren verwenden täglich im Durchschnitt sieben Stunden, 37 Minuten darauf, Frauen über 70 hingegen acht Stunden, 48 Minuten. Neugeborene schlafen gar 17 Stunden täglich. Bei näherem Hinsehen erfüllt somit kaum jemand die Schlaf-DIN-Norm der Mediziner.

Die traditionelle Medizin predigt »Schlafhygiene«: ins Bett nur zum Schlafen und zum Sex! Musik, Fernsehen, Essen, Lesen und Grübeln im Schlafzimmer sind verboten! Nicht gerade spaßorientiert, diese Schlafhygiene. Dahinter steckt das Bestreben, den Schlaf sauber vom Wachen zu trennen, um ihm wieder zu seiner natürlichen Stellung im Leben zu verhelfen.

Aber ist es wirklich natürlich, was die Mediziner mit ihrer Schlaf-DIN-Norm »sieben Stunden en bloc« propagieren? Die Skepsis darüber wächst.

Auf einmal sind alle wach

Einen kräftigen Schlag gegen das Diktat der Schlafhygiene führte ausgerechnet ein Historiker: Roger Ekirch von der University of Virginia. In den 1990er-Jahren beschäftigte Ekirch sich damit, wie Amerikaner und Europäer in vergangenen Zeiten ihre Nächte verbrachten, und wollte darüber ein Buch schreiben. Das Thema war wissenschaftliches Neuland, denn die Historiker dachten damals genau wie die Mediziner, dass es da nichts zu erforschen gebe. Die Nacht war zum Schlafen da, und Schlafen bedeutete Nichtstun. So war es in der Gegenwart und so musste es immer gewesen sein. Ende der Geschichte.

Ekirch ist ein gründlicher Forscher. Fast 20 Jahre wühlte er sich durch die Archive und Bibliotheken beiderseits des Atlantiks, wälzte staubige Bände, sichtete meterweise Mikrofilm: Gebetbücher, Reiseberichte, Almanache, Gesetzestexte, Gemeinderegister. In 14 Sprachen, auch in Japanisch. Was er selbst nicht lesen konnte, ließ er übersetzen.

Aber da war etwas, das er partout nicht verstand: Immer wieder stieß er in den alten Schriften auf den Ausdruck »erster Schlaf« – *fyrste slepe* im Altenglischen, seltener auch *first nap* (erstes Nickerchen) oder *dead sleep* (toter, also tiefer Schlaf), *premier sommeil* oder *premier somme* im Französischen, *primo sonno* im Italienischen und *primo somno* oder *concubia nocte* im Lateinischen, τουπνιον im Altgriechischen. Tagebücher und Kirchenregister gaben den ersten Schlaf als Zeitpunkt eines Todes oder einer Geburt an. Ein Medizinbuch riet dazu, sich zum ersten Schlaf auf die rechte Seite zu legen, danach auf die linke.

Dieser rätselhafte erste Schlaf stand da wie selbstverständlich, immer nur erwähnt, nie erklärt – als wüsste sowieso jeder, was damit gemeint ist. Aber Ekirch tappte im Dunkeln. Wenn es einen ersten Schlaf gab, musste es auch einen zweiten gegeben haben, folgerte er.

Ganz allmählich wurde Ekirch klar, auf was er da gestoßen war: die Schlafgewohnheiten unserer Ahnen. Stückchen für Stückchen rekonstruierte er den vergessenen Verlauf der Nächte, bevor die industrielle Revolution die Menschen mit Fabrikmaschinen und Bürozeiten synchronisierte. Offenbar schliefen die Menschen damals zweimal pro Nacht: Von ungefähr neun Uhr abends bis Mitternacht, das war der mysteriöse erste Schlaf. Und von zwei Uhr morgens bis zum Sonnenaufgang, das war der zweite Schlaf, auch »Morgenschlaf« genannt. In den zwei Stunden dazwischen war anscheinend ein großer Teil der Bevölkerung hellwach!

Plötzlich passte alles zusammen. John Locke, der Vordenker der empirischen Naturforschung, stellte in seinem Essay *Concerning Human Understanding* (1690) fest, dass »alle Menschen in Intervallen schlafen« und dass dieser völlig klare Befund auch für weite Teile der Tierwelt gilt. Der katalanische Logiker und Alchimist Ramón Llull (1232–1316) erklärt in seinem *Liber de Regionibus Sanitatis et Informitatis*, dass der *primo somno* sich vom mittleren Abend bis zum frühen Morgen erstreckt. Sogar in Vergils *Aeneis* und Homers *Odyssee*, den Nationalepen der alten Römer und Griechen, fand Ekirch Hinweise auf den zweigeteilten Schlaf. Das Alte Testament erwähnt ihn nicht ausdrücklich, deutet ihn aber an: »Simson aber schlief bis gegen Mitternacht. Dann stand er auf, packte die Flügel des Stadttors mit den beiden Pfosten und riss sie zusammen mit dem Riegel heraus«, steht im Buch der Richter, einem der ältesten Teile der Bibel.

Das Standardschlafmuster von heute – acht Stunden am Stück – erschien somit plötzlich als ziemlich junge Erfindung. »Alles spricht dafür«, schreibt Ekirch in seinem Buch *In der Stunde der Nacht*, »dass der unterteilte Schlaf lange Zeit das natürliche Schlafmuster bildete und so alt ist wie die Menschheit selbst.«

Bevor Ekirch sie ausgrub, waren erster und zweiter Schlaf komplett in der Vergessenheit versunken. Die

deutsche Sprache kennt nicht einmal einen Plural von
»Schlaf« – das Italienische beispielsweise durchaus: *sonni*
lautet er. *Dormire sonni tranquilli* heißt ruhig schlafen, *dis-
turbare i sonni dei residenti* heißt den Schlaf der Anwohner
stören, *voler dormire tutti i suoi sonni* heißt »faulenzen wollen«. Im Spanischen steht das Wort *sueño* für Schlaf und
Traum, in beiden Bedeutungen oft im Plural *sueños* verwendet.

Doch in versteckten Winkeln hat sich die alte Tradition durchaus gehalten. Die Trappisten, ein strenger, welt-
abgewandter Zweig des Zisterzienserordens, pflegten bis
vor Kurzem den zweigeteilten Schafrhythmus: um acht
Uhr ins Bett, um Mitternacht raus zum Beten, dann zurück
ins Bett, und das jede Nacht. Inzwischen haben auch sie
sich allerdings dem Zivilisationsdruck ergeben und beten
nur noch an wenigen Tagen im Jahr um Mitternacht.

Zu der Zeit, als Ekirch in staubigen Archiven wühlte,
führte der Chronobiologe Thomas Wehr im Nachbarstaat
Maryland am Nationalen Institut für geistige Gesundheit ein bahnbrechendes Experiment durch: Er ließ eine
Gruppe von 15 Freiwilligen einen Monat lang bei sich im
Labor schlafen. Es war Winter in Maryland, und schon
um 17.30 Uhr dämmerte es. Als die Probanden bei Wehr
erschienen, nahm er ihnen die Armbanduhren weg, ent-
nahm ihnen Blutproben, verkabelte sie mit EEG und legte
sie ins Bett. Es gab kein künstliches Licht, nichts, was
sie ablenkte. Ansonsten konnten sie tun, was sie wollten. 14 Stunden Dunkelheit, Nacht für Nacht, einen Monat
lang. Und Wehrs Team zeichnete ständig ihre Gehirnaktivität, ihr Blutbild und ihre Körpertemperatur auf.

Zu Beginn der Studie schliefen die Probanden sich erst

einmal gründlich aus: durchschnittlich elf Stunden pro Nacht. Das stärkte den Verdacht mancher Schlafforscher, dass die meisten Menschen ein verdecktes Schlafdefizit mit sich herumtragen. Dann sank die Schlafdauer allmählich – sehr allmählich: Erst nach drei Wochen pendelte sie sich bei gut acht Stunden ein.

Gleichzeitig zeigte sich etwas für Wehr völlig Überraschendes: Bei allen 15 Probanden bildete sich ein segmentiertes Schlafmuster heraus. Zu Beginn der Nacht lagen sie meist zwei Stunden wach, dann schliefen sie vier Stunden, lagen wieder zwei Stunden wach, um schließlich bis zum Morgengrauen durchzuschlafen. In der Zwischenwachzeit, ungefähr von Mitternacht bis zwei Uhr, fielen sie in einen eigenartigen Zustand: Sie lagen in meditativer Ruhe im Bett, durchströmt von einem Schwall des psychotropen Hormons Prolaktin, wie ihn ein zivilisierter Mensch sonst nie erfährt. Die Probanden berichteten von einem völlig neuen Gefühl von Wachheit am Tag. Als seien sie niemals zuvor wach gewesen.

Als die *New York Times* über Wehrs Versuch berichtete, las der Historiker Ekirch den Artikel und erkannte darin seine eigene Entdeckung. Auf zwei unterschiedlichen Wegen hatten er und Wehr also etwas an die Oberfläche geholt, das sonst der Zivilisationsdruck in uns verborgen hält: unseren natürlichen Schlafzyklus, der mittendrin eine Wachzeit vorsieht. Auch der schottische Schriftsteller und Abenteurer Robert Louis Stevenson entdeckte sie, als er im Herbst 1878 durch das einsame Bergland des französischen Zentralmassivs wanderte. In seinem Buch *Travels with a Donkey in the Cévennes* beschrieb er später, wie er Nacht für Nacht im Rhythmus der Natur von selbst erwachte und »eine Stunde Kontemplation genoss«. Die »rege Stunde« nannte er sie.

Dieser Fund setzt das Ideal des monolithischen Nachtschlafs in ein ganz neues Licht. Denn der ist offenbar nicht naturgegeben, sondern ein kulturelles Produkt. Tatsächlich zeigt ein Blick in andere Kulturen, dass die nahtlose, vom Rest des Lebens getrennte Nachtruhe eine Spezialität der neueren westlichen Zivilisation ist. Schon unsere südlichen Nachbarn in Spanien und Italien sind mit ihren Siestas näher am Urzustand. In Japan gibt es die Schlafkultur des *inemuri* – »anwesend sein und schlafen«. Japaner schlafen fast überall, wo sie sich hinsetzen. Studenten nutzen auch Vorlesungen, die sie nicht interessieren, für Nickerchen – das gilt als gutes Zeitmanagement, und nicht etwa als Zeichen für Faulheit. Bei naturnäheren Völkern in Afrika und Südamerika ist der Schlaf noch stärker ins Leben eingeflochten. Niemand zieht sich zurück zum Schlafen, sondern man tut es gemeinsam, Männer, Frauen, Kinder, Tiere. Immer wieder steht jemand auf, schaut nach dem Feuer oder dem kranken Baby. Irgendwer ist immer wach, Tag und Nacht. Und immer schläft irgendjemand.

So ähnlich war es einst auch in unseren Breiten. Man schlief zu mehreren in einem Bett – Herren mit ihren Dienern, Bauern mit ihren Knechten, ganze Familien mit ihren Gästen. Das Bett wurde so zum sozialen Ort mit eigenen Anstandsregeln. Ein französischer Sprachführer für Reisende aus dem Jahr 1699 enthält Wendungen wie »Sie sind ein schlechter Bettgenosse«, »Sie ziehen die ganze Bettdecke weg« und »Sie strampeln dauernd herum«. Heutzutage schlafen die meisten Menschen nach spätestens einer Viertelstunde, nachdem sie sich ins Bett gelegt haben. Vor 300 Jahren ging man früher ins Bett, um Licht zu sparen, und blieb noch ein paar Stunden wach. Schlafhygiene? Das hätte damals niemand verstanden.

Auch die Zwischenwachzeit von Mitternacht bis zwei Uhr verbrachten die Menschen gesellig. Sie redeten, aßen, tranken – und pflanzten sich fort. Wann auch sonst? Vor dem Schlafengehen waren viele Menschen zu müde von der Arbeit auf dem Feld, im Stall oder in der Werkstatt, um sich noch sexuell zu betätigen. Der französische Arzt Laurent Joubert riet Arbeitern im 16. Jahrhundert zum Geschlechtsverkehr »nach dem ersten Schlaf«, weil sie dann »mehr Vergnügen haben« und »es besser machen«. Wer es auf Nachwuchs anlege, solle hinterher weiterschlafen »oder zumindest im Bett bleiben und sich bei freudigem Gespräch entspannen«, riet Joubert. Der dritte US-Präsident Thomas Jefferson (1743–1826) füllte seine Wachzeit im Bett lieber mit gewichtigeren Gedanken, er las vor dem Zubettgehen moralphilosophische Werke, »um in den Schlafpausen über sie nachzusinnen«.

Ein eigenes Bett, gar ein eigenes Schlafzimmer, so etwas hatten früher nur Könige und Kardinäle. Nicht zufällig haben die deutschen Wörter »Bett« und »Boden« eine gemeinsame Wurzel: Sie hatten lange die gleiche Bedeutung, die heute noch in »Beet«« konserviert ist.

Unsere fernen Ahnen in der Steinzeit waren schließlich schon mit einer windgeschützten Erdkuhle glücklich, die sie mit ein paar Blättern polstern konnten. Bis ins 15. Jahrhundert wurde es kaum komfortabler: Ein Bett war damals nicht mehr als ein Sack Stroh auf dem Boden. Eine eigens gebaute Bettstatt hatten nur die wenigsten – siehe oben.

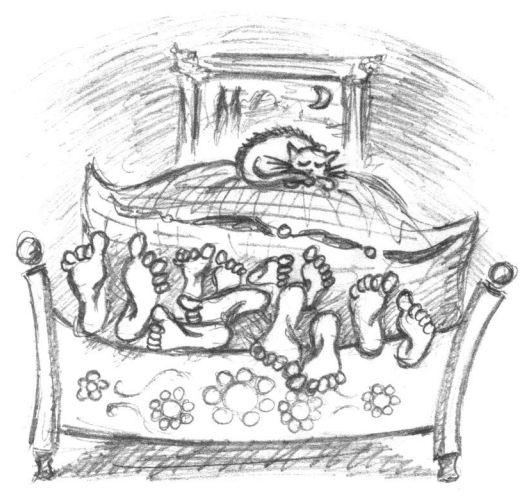

Ärmere hätten ohnehin keinen Platz für ein sperriges Bettgestell gehabt. Wenn wir heute »das Bett machen« sagen, dann ist das noch ein Nachklang aus jenen fernen Jahrhunderten, in denen die Menschen sich wirklich allabendlich ein neues Bett machen mussten. Ein eigenes Schlafzimmer hatte kaum jemand, man legte sich dort nieder, wo Platz war, Lehrlinge oftmals auf dem Boden der Läden ihrer Meister. Bäckerlehrlinge schliefen auf Mehlsäcken auf den warmen Öfen. Und man schlief selbstverständlich in seiner Tageskleidung. So pflegte es übrigens auch die Oberschicht im Römischen Reich, die sich zu fast jeder Gelegenheit umzog – außer zum Schlafen.

Dann endete das Mittelalter und mündete in ein Zeitalter der geistigen und gesellschaftlichen Befreiung. Das Bürgertum entstand, und die Ansprüche wuchsen. So entwickelte sich auch das Bett vom Strohsack zu einem hölzernen Gestell mit Kissen, Laken, Decken, Tagesdecke und einer Matratze, die meist mit Stoffresten und Wollflocken gefüllt war. In manchen Matratzen befand sich Stroh, und im 16. Jahrhundert leistete sich die Schweizer Oberschicht Matratzenfüllungen aus Buchenblättern.

Das Zeitalter der Betten

Das Bett wurde repräsentativ. Meist war es das teuerste Möbelstück, in ärmeren Haushalten machte es mehr als ein Drittel des Mobiliarwerts aus. Es gehörte zu den Dingen, die in Testamenten den Lieblingserben vermacht wurden, und zählte zu den ersten Anschaffungen frisch Vermählter. Die Betten waren jetzt also da, aber kaum jemand hatte eines für sich. Man speiste im Bett. Herrscher gaben gebettet ihre Audienzen. Manche Wirtschaftshistoriker nennen die frühe Neuzeit »das Zeitalter der Betten«.

Heute ist das Bett der privateste Ort überhaupt. Hier hinein lässt man für gewöhnlich nur Menschen, denen man sich wirklich nahe fühlt. In den Zeiten vor der industriellen Revolution war das jedoch ganz anders. Dort fand, befreit von den gesellschaftlichen Zwängen des Tages, ein großer Teil des Soziallebens statt – mit eigenen Gepflogenheiten und Anstandsregeln. Viele Ehepaare sahen einander tagsüber kaum, sie hatten nur im Bett Gelegenheit zu Gesprächen und sexuellem Vergnügen. Man teilte das Bett aber nicht nur mit seiner Familie, sondern auch mit Gästen und Bediensteten. Nackt oder im Nachtkleid verschwanden die Standesunterschiede. Miguel Cervantes legt Sancho Pansa, dem Begleiter seines Don Quichotte, das Wort vom Schlaf als »Gegengewicht, das den Hirten mit dem König und den Schlichten mit dem Klugen gleichstellt«, in den Mund. Manchen wurde es auch zu viel mit der Gleichstellung. So hielt es Madame de Liancourt, die Frau des Grafen und Sozialreformers Rochefoucauld, im 18. Jahrhundert für nötig, ihre Enkelin zu ermahnen, nie ihr Bett mit Dienstboten zu teilen, weil das »dem Respekt zuwiderläuft, den sie dir schulden, und außerdem gegen Anstand und Reinlichkeit verstößt«.

Mit der Industrialisierung kam dann die Gleichschaltung. Morgens gingen alle gleichzeitig zur Arbeit und abends wieder heim ins Privatleben. Für nächtliche Wachzeiten war kein Platz mehr im straffen Rhythmus der jungen Industriegesellschaft. Schlaf wurde nun jedes Menschen eigene Angelegenheit – mit einer wichtigen Ausnahme: dem Paarschlaf. Zu zweit mit dem oder der Liebsten, das ist für die meisten Menschen die gewohnte oder erstrebte Schlafsituation. Den Schlafforschern ist das zwar nicht entgangen, aber so richtig gewürdigt haben sie es bisher nicht. Der Paarschlaf ist wissenschaftlich daher noch weithin unerschlossenes Terrain. Offenbar ist der Respekt vor der Zweisamkeit größer als vor der Intimität eines Einzelnen. Eine der wenigen Studien dazu hat der Verhaltensbiologe John Dittami von der Universität Wien gemeinsam mit den Schlafmedizinern Gerhard Klötsch und Josef Zeitlhofer gemacht. Die drei Forscher beobachteten den Schlaf junger Paare in deren gewohnter Umgebung. Sie stellten fest, dass Frauen und Männer unterschiedlich auf ihre neben ihnen schlafenden Partner reagieren. Frauen lassen sich leichter stören, das Akti-meter zeigt, dass der Mann an ihrer Seite sie unruhiger schlafen lässt. Männer hingegen geben an, mit Frau besser zu schlafen, und das Aktimeter bestätigt dies. Offenbar wirkt der Mann auf die Frau wie ein Baby und weckt daher den Ammenschlaf in ihr. Dagegen versetzt die Frau den Mann zurück in die Geborgenheit der Urhorde.

Eine zu zweit verbrachte Nacht veränderte bei beiden Geschlechtern auch die Zusammensetzung des Schlafs: Sie verbrachten weniger Zeit im Tiefschlaf, dafür mehr im REM-Schlaf. Und es gibt einen Faktor, der beide, Män-ner und Frauen, deutlich besser schlafen lässt, nämlich Sex. Wobei »deutlich besser« heißt: deutlich besser als zu zweit ohne Sex.

Inzwischen leben wir nicht mehr in industriellen, son-dern in postindustriellen Zeiten. Die Gleichschaltung, die einst den natürlichen Schlafzyklus in die Vergessen-heit abdrängte, weicht der Flexibilisierung der Arbeits-welt. Das bietet eigentlich die Chance, wieder mehr Rück-sicht auf unsere Biologie zu nehmen. Da gibt es auch einigen Bedarf, denn die klassische Struktur der Arbeits-welt läuft unserer Biologie zuwider. Die wenigsten Men-schen würden morgens vor sieben Uhr aufstehen, wenn sie nicht müssten. Denn die meisten Menschen sind ihrer Natur nach »Eulen«: Sie kommen morgens schwer aus dem Bett und abends schwer hinein. Wenn man sie ganz sich selbst überlassen würde, abgeschottet von äußeren Einflüssen, dann würden sie ihren Rhythmus Tag für Tag eine runde Viertelstunde nach hinten verschieben.

Der Mensch spürt seine innere Uhr am besten, wenn man ihm die Armbanduhr wegnimmt und ihn für ein paar

Monate in einen unterirdischen Bunker einquartiert, fernab jedweder äußerer Zeitgeber. Es gibt tatsächlich Freiwillige, die so etwas auf sich nehmen. In den Zeiten des Kalten Kriegs, als alle Welt Angst vor einem atomaren Armageddon hatte, führten deutsche Forscher solche Versuche in einem Bunker bei Andechs am Ammersee durch, gebaut mit Unterstützung der Nato. Die große Mehrheit der Probanden erwies sich als Eulen, ihre innere Uhr geht langsamer als 24 Stunden. Die Lerchen, die schneller ticken, also morgens früher wach und abends eher müde werden, sind in der Minderheit.

Gemessen an mechanischen und himmelsmechanischen Uhren geht unsere innere Uhr also zu langsam. Für die meisten Menschen dauert ein innerer Tag um 15 bis 40 Minuten länger als ein äußerer Tag von 24 Stunden. Gefühlt sind sie daher immer ein bisschen später dran als die Tageszeit. Es gibt aber noch etwas in der Natur, das nachgeht: der Mond. Weil er die Erde in deren Drehrichtung umkreist, braucht er gut 50 Minuten länger als die Sonne, um einmal über das Firmament zu laufen. Mond und Mensch haben fast den gleichen Takt – kann das Zufall sein? Richtet sich unser innerer Rhythmus nach den Gezeiten? Der Glaube, dass der Erdtrabant unser Befinden beeinflusst, ist durchaus verbreitet. Aber es gibt bisher keine wissenschaftlichen Belege dafür – und ein starkes Argument dagegen: In den Höhlenversuchen geriet die innere Uhr aus dem Takt, obwohl die Schwerkraft des Mondes dort unten nicht weniger spürbar ist als an der frischen Luft.

Die innere Uhr sorgt, geführt vom Lichtwechsel, dafür, dass wir beizeiten ins Bett kommen, wieder aufwachen und nach 15 bis 17 Stunden erneut müde werden. Tag für Tag tut sie ihren Dienst, still und zuverlässig. Doch erst wenn sie ausfällt, zeigt sich ihre Bedeutung. Zum Beispiel bei einem Patienten, der im Jahr 1981 im Wartezimmer des israelischen Schlafpsychiaters Peretz Lavie saß. Er war Student, die Leitung der Technischen Universität hatte ihn exmatrikuliert und an Lavie überwiesen, wegen »ständiger Abwesenheit bei Vorlesungen und Prüfungen wegen seiner Unfähigkeit, morgens aufzuwachen«. Aha, dachte Lavie, wieder so einer, der zu faul ist, um aufzustehen. Typisch Student! Also nahm Lavie ihn ins Verhör – und stellte fest, dass an diesem Fall gar nichts typisch war. Tatsächlich hatte der Student große Schwierigkeiten, morgens wach zu werden. Aber das war nur ein Teil eines noch viel größeren Problems. Denn seine Schlafgewohnheiten waren ein einziges Chaos. In manchen Nächten schlief er normal, in manchen gar nicht, dafür dann vor lauter Müdigkeit in der Vorlesung. Manchmal schlief er erst morgens ein und verpasste mehrere Lehrveranstaltungen. Er hatte den Überblick über seinen Tagesablauf völlig verloren. Wenn er am Tag einschlief, dann nicht nur für ein Nickerchen, sondern tief und lang, für mehrere Stunden. Was war los mit ihm? Lavie und seine Mitarbeiter zeichneten den Schlaf des Studenten mit dem Polysomnografen auf. Alles in Ordnung. Er war ein guter Schläfer, nur eben zu den falschen Zeiten. Bei dem Studenten funktionierte etwas nicht, von dem die Mediziner lange gar nicht wussten, dass wir es haben: seine innere Uhr.

Unsere inneren Uhren funktionieren nicht mechanisch wie eine Taschenuhr und nicht elektronisch wie eine Quarzuhr. Es sind vielmehr 100 Millionen Jahre alte chemische Uhrwerke. Jedes mehrzellige Lebewesen hat innere Uhren – und manche einzelligen ebenfalls. Wir Menschen haben sogar Milliarden davon. Im Leben an der frischen Luft hält das Licht sie im Takt mit den Tages- und Jahreszeiten. Die Zirbeldrüse ist dabei unser Taktgeber. Melatonin ist ihr Taktsignal an die innere Uhr, die nebenan im Gehirn liegt, in einem Kern des *Hypothalamus*, klein wie ein Reiskorn, meist abgekürzt SCN, weil den vollen Namen *suprachiasmatischer Nucleus* niemand gern ausspricht. Der SCN ist ein Uhrwerk aus 20 000 Neuronen, die Zirbeldrüse dreht an seinen Zeigern. Eine ganze Reihe weiterer Körperfunktionen folgt ihrem Kommando. Melatonin regelt zum Beispiel die Kerntemperatur des Körpers: je mehr davon, desto kühler. Der SCN ist die zentrale Uhr des Körpers, wie die berühmte Atomuhr der Physikalisch-Technischen Bundesanstalt in Braunschweig gibt er den Takt an. Aber wie sie ist der SCN nicht die einzige Uhr. Heute glauben Biologen, dass so gut wie jede Körperzelle einen kleinen Chronometer eingebaut hat. Mehrere gekoppelte Hirnzentren wachen gemeinsam über den Schlaf-Wach-Rhythmus.

Wer sich zur Abenddämmerung beleuchtet, bremst seine innere Uhr, da er seinen Tag verlängert. Es wird ein paar Nächte dauern, bis er es spürt, denn die innere Uhr ist träge. Wer das Licht frühmorgens einschaltet, nach seinem Melatonintief, der stellt seine innere Uhr vor. Er gaukelt seinem Körper vor, es sei schon Aufstehzeit. Damit verkürzt er seinen Tag. Am Abend wird er dann früher müde werden. Das ist allerdings kein Trick gegen Schlaflosigkeit, denn Melatonin macht zwar schläfrig, aber es leitet den Schlaf nicht selbst ein. Daher eignen sich Melatoninpillen auch nicht als Schlafmittel. Die Ursachen von Schlaflosigkeit liegen selten in der inneren Uhr, also müssen auch die Gegenmittel anderswo ansetzen. Eine Ausnahme ist der Jetlag bei Flugreisen über viele Zeitzonen. Dagegen kann manchen Menschen ein künstlicher Melatoninschub am Abend helfen. Allerdings sollten sie wissen, dass sie damit nicht nur in ihren Schlafrhythmus eingreifen, sondern auch in andere wichtige Funktionen ihres Körpers, zum Beispiel ihre Sexualität. In Deutschland sind Melatoninpräparate nur auf ärztliches Rezept erhältlich.

Die Armeen mehrerer Staaten verstellen die Körperuhren ihrer Soldaten mit Spezialbrillen, die einen hellen Lichtring in der Farbe des Sonnenaufgangs auf die Netzhaut projizieren. Auf diese Weise bleiben die Soldaten bis zu 36 Stunden einsatzbereit, weil ihre Körper sich für gerade erst aufgewacht halten. Erstmals trugen US-Piloten bei Kampfflügen über dem Kosovo diese Brillen.

Eulen starten naturgemäß langsam in den Tag und drehen erst später auf. Auch der Chronobiologe Till Roenneberg von der Universität München ist eine Eule: »Wenn ich früh aufstehen muss, brauche ich drei Stunden, um in Schwung zu kommen«, sagt er, »davor kann ich gar nichts Anspruchsvolles tun, nur lesen und E-Mails beantworten.« Roenneberg weiß, dass er seine Biologie nicht überwinden kann, deshalb respektiert er sie. Er entzieht sie so weit wie möglich dem Diktat des Weckers, indem er Frühaufstehen vermeidet – eine Möglichkeit, die viele Menschen nicht haben: »75 Prozent der Bevölkerung brauchen täglich einen Wecker zum Aufstehen«, erklärt er, »das heißt ganz einfach, dass drei Viertel der Menschen an Werktagen nicht fertig geschlafen haben.« Das Diktat des Weckers steckt so tief in unserer Kultur, dass die meisten Menschen es ohne Gegenwehr wie selbstverständlich akzeptieren. Wer etwas schaffen will, muss spätestens mit der Sonne aufstehen – diese Regel stammt aus den Zeiten der Agrargesellschaft. Langschläfer gelten da als Faulenzer. Aber die Agrargesellschaft gehört einer fernen Vergangenheit an. »Wir wollen Global Player sein«, meint Roenneberg, »immer unter Strom, immer erreichbar.« Wer um 17 Uhr einfach den Griffel fallen lässt, hat Nachteile in diesem Spiel. Denn in Amerika hat der Tag dann erst begonnen. Wir fliegen und kommunizieren quer durch Zeitzonen, arbeiten im Schichtdienst. Früh aufstehen und lange dranbleiben, zwischen diesen zwei Mühlsteinen bleibt nicht viel Ruhe für den Schlaf.

Morgenmensch oder Abendmensch – welchem Chronotypen ein Mensch zuzuordnen ist, liegt großteils in den Genen begründet, das wissen Roenneberg und seine Fachkollegen aus Vergleichen zwischen Verwandten. Irgendwo in den Genen. In welchen Genen genau, das wissen sie nicht. Sie vermuten allerdings, dass es viele Gene sind. Bei so wichtigen Dingen pflegt die Natur auf Nummer sicher zu gehen. Wenn nur ein einziges Gen den Chronotypen regeln würde, hätte jeder Fehler in diesem Gen katastrophale Folgen.

Merkwürdig ist es schon, dass die Natur die Menschen so unterschiedlich ticken lässt. Warum hat sich im Lauf der Evolution kein bestmöglicher Chronotyp herausgebildet, der alle Menschen im Gleichtakt leben lässt? Es muss gute Gründe dafür geben, auch wenn sich über sie nur spekulieren lässt. Vielleicht hat die Natur die Chronotypen so breit gestreut, um den Clans der Steinzeit die Wachablösung zu erleichtern.

Es gibt einen wichtigen Fingerzeig darauf, dass die Verteilung der Chronotypen einst eine soziale Funktion hatte: Der Chronotyp variiert nicht nur von Mensch zu Mensch, sondern auch im Lauf des Lebens jedes einzelnen Menschen. Während er heranwächst, verschiebt seine innere Uhr sich immer weiter nach hinten. Bei Frauen geht sie mit 19 Jahren am weitesten nach, bei Männern gut zwei Jahre später. Dann stellt sie sie sich allmählich wieder vor. Der späteste Stand der inneren Uhr fällt also genau mit dem Höchststand der körperlichen Leistungsfähigkeit zusammen. Zufall? Wohl kaum. Till Roenneberg glaubt, dass die Spätzubettgeher den härtesten Job der Urhorde hatten: Sie waren die Nachtjäger – die Elite der Steinzeit. Sie mussten stundenlang regungslos auf der Lauer liegen und dann blitzschnell zuschlagen. Je fitter sie waren, desto besser war am nächsten Tag das Frühstück.

Die Schüler des 21. Jahrhunderts haben noch die Gene aus der Steinzeit, aber statt zu jagen müssen sie lernen – und zwar früh statt spät. Vielen von ihnen fällt es aber schwer, morgens aus dem Bett zu kommen. Das Pack sei schlichtweg faul, vermuten manche Erwachsene. Aber Heranwachsende haben einen guten Grund, sich Zeit zu lassen mit dem Einschlafen und Aufstehen: ihren natürlich verschobenen Schlaf-Wach-Rhythmus. Die Eltern können beruhigt sein, das späte Aufstehen wächst sich von allein aus. Eine zunehmende Zahl von Schlafforschern ist überzeugt, dass der übliche Schulbeginn um acht Uhr morgens der Biologe zuwiderläuft. Er mag bequem für

Eltern und Lehrer sein, aber für die Schüler ist er eine Qual. Und für den Lernerfolg ist er kontraproduktiv, denn gerade fürs Lernen ist guter und ausreichender Schlaf wichtig. Schon eine Verschiebung des Schulbeginns um eine halbe Stunde würde da helfen.

Auch für Erwachsene wäre es besser, mehr Rücksicht auf ihre innere Zeit zu nehmen. Roenneberg plädiert für die Ausweitung des Arbeitstags auf ein Fenster von 16 Stunden. In diesem Zeitfenster kann dann jeder seine Arbeit erledigen, wann er will. Frühaufsteher ab sechs Uhr, Abendmenschen bis 22 Uhr. Da bliebe genügend Überschneidungszeit, um sich abzusprechen. »Natürlich müssen Notdienststellen besetzt bleiben und Maschinen bedient werden«, sagt Roenneberg, »aber in diesem Rahmen bleibt genug Spielraum, um jedem Chronotypen gerecht zu werden.« Auch in Partnerschaften können divergierende Chronotypen von Vorteil sein, wenn man richtig mit ihnen umgeht: Die Lerche übernimmt die Frühschicht mit den Kindern, die Eule die Spätschicht. Roennebergs Ziel ist es, das alte Zahlenverhältnis umzukehren: 75 Prozent der Menschen sollen ohne Wecker aufstehen.

Zurück in die Steinzeit also? Das will niemand, auch Roenneberg nicht. Eher: Jedem das Seine! Die lebhafte Schlafgemeinschaft in Lissabon zeigt, dass man noch so schlafkundig sein kann, die Natur ist stärker als alles Wissen. Es gilt, die Diversität der Chronotypen zu respektieren, statt sie zurechtzuzwängen.

Die bestehenden medizinischen und sozialen Werte nehmen allerdings keine Rücksicht auf die Vielfalt der Chronotypen. Es herrscht das Ideal des Normschlafs, klinisch rein und streng getrennt vom Wachsein. Wer in dieses Bild nicht hineinpasst, wird für krank erklärt. In einer Erhebung der Gesellschaft für Konsumforschung klagten 40,6 Prozent der Befragten über Probleme beim Einschlafen, 36,4 Prozent über Durchschlafprobleme, 18,6 Prozent wachten zu früh auf. Was »zu früh« heißt, stand da allerdings nicht. Auch nicht, dass Menschen unterschiedlich schnell ticken. Und auch nicht, dass Durchschlafen nicht unserer Natur entspricht. Es ist völlig normal, nachts aufzuwachen. Jeder Mensch tut es, zigmal pro Nacht, nur meist zu kurz, um sich am Morgen noch daran zu erinnern. Wer aber das Aufwachen für etwas Krankhaftes hält, macht sich natürlich Sorgen darüber und kann dann erst recht nicht wieder einschlafen.

Kein Wunder, dass Schlafmittel zu den meistgeschluckten Medikamenten gehören. Jedes Jahr nehmen 20 Prozent aller Deutschen Benzodiazepine, den gängigsten Typ von Schlafmitteln. Besonders ältere Menschen konsumieren Schlafmittel, um ihr zunehmend fragmentiertes Schlafmuster in die unfragmentierte Norm zu zwingen. Schlafmittel sind das chemische Äquivalent eines K.-o.-Schlags: Sie setzen unser Wachbewusstsein gewaltsam außer Kraft, indem sie die Verbindungen des Synapsennetzwerks hemmen. Das Gehirn schläft dann zwar, aber es kann nicht tun, wozu es normalerweise schläft: die Erfahrungen des Tages verarbeiten und das Gedächtnis aufräumen.

Gesunder Schlaf bemisst sich nicht an einer Norm, sondern daran, dass er guttut. Natürlich gibt es ernsthafte, zu therapierende Schlafstörungen. Einige haben wir im Lauf dieser Nacht bereits kennengelernt, andere werden uns noch begegnen. Aber nicht jede vermeintliche Schlafstörung ist auch eine. Auch Schnarchen muss nicht immer unbedingt wegtherapiert werden. Sicher, es klingt nicht schön und zwingt manches Paar in getrennte Schlafzimmer, aber laut heißt nicht immer ungesund. Die meisten Schnarcher lassen sich mit Umerziehung in die Seitenlage auf niedrigere Lautstärke regeln, manchen hilft Abnehmen – was ihnen dann ohnehin guttut.

Allerdings geht Schnarchen bei zehn Prozent der Betroffenen mit häufigen Atemstillständen einher: Schlafapnoe. Dann wird es gefährlich, denn dann ist es ein Risikofaktor für Bluthochdruck. Aber nicht einmal hier ist die Sache eindeutig. Denn überraschenderweise leben alte Menschen mit heftigen Atemstillständen im Schlaf länger als ihre nicht schnarchenden Mitmenschen. Der israelische Schlafforscher Peretz Lavie vermutet, dass der schwankende Sauerstoffgehalt im Blut das Herz gegen Infarkte trainiert.

Wenn das Normschlafmuster wirklich so wesentlich wäre, dann hätten es viele große Persönlichkeiten nicht weit bringen können. Auffällig viele von ihnen verstießen nämlich grob dagegen, unter ihnen Alexander der Große, Thomas Jefferson, Napoleon Bonaparte und Thomas Edison. Vielleicht war ihr Schaffen ja von derselben Kraft befeuert, die sie aus dem Bett trieb. Ein Mitarbeiter Edisons erzählte später, dass dessen »Genius für Schlaf seinem Erfindergenius gleichkam. Er konnte jederzeit überall auf jeder Unterlage schlafen.« Edison war ein Nachtmensch, begann oft erst zur Abenddämmerung zu arbeiten, aß um Mitternacht »zu Mittag« und arbeitete dann bis zum hellen Morgen weiter. Kleiderwechsel waren ihm lästig. Zum Schlafen extra umziehen? Nicht Edison.

Er schlief selten länger als vier Stunden am Stück, hielt oft ein Nickerchen auf einem Feldbett in seinem Büro – notfalls auch auf einem Tisch oder gleich auf dem Boden. Mit seiner berühmtesten Erfindung, der Glühbirne, verlockte Edison den Rest der Menschheit dazu, sich seinen nächtlichen Wachgewohnheiten anzunähern. Auch der amerikanische Schriftsteller Ambrose Bierce (1842–1914) war eindeutig eine Eule. Für ihn war »die Dämmerung die Zeit, zu der Männer von Verstand ins Bett gehen«.

Napoleon kam offenbar mit fünf bis sechs Stunden Nachtschlaf aus. Oft stand er um Mitternacht auf, arbeitete ein paar Stunden am Schreibtisch und schlief dann weiter. Ein moderner Schlafmediziner hätte vielleicht seine mangelhafte Schlafhygiene moniert. Dabei folgte er nur seiner Natur.

In heutiger Zeit ist es schwieriger, seiner inneren Natur zu folgen. All das Blinken und Lärmen erschwert es uns, unseren natürlichen Schlafrhythmus zu erspüren. Schlafforscher versuchen es im Labor, indem sie die Schwankungen der Aufmerksamkeit und der Körpertemperatur im Tageslauf verfolgen, als Maße für die geistige und körperliche Leistungsbereitschaft. Beide Maße stehen zwischen zwei und sechs Uhr morgens am tiefsten, und zwischen sechs und acht Uhr abends am höchsten. Auffällig an der Leistungskurve ist ein Tief mitten am Nachmittag. Viele Menschen überbrücken dies intuitiv mit einem Nickerchen. »Lieber nicht«, sagen manche Schlafmediziner, die noch das traditionelle Ideal der Schlafhygiene hochhalten, und mahnen zur Mäßigung beim Nachmittagsschlaf wie bei Alkohol oder Süßigkeiten: nicht zu viel, nicht zu oft, sonst bringe man sich um den Nachtschlaf.

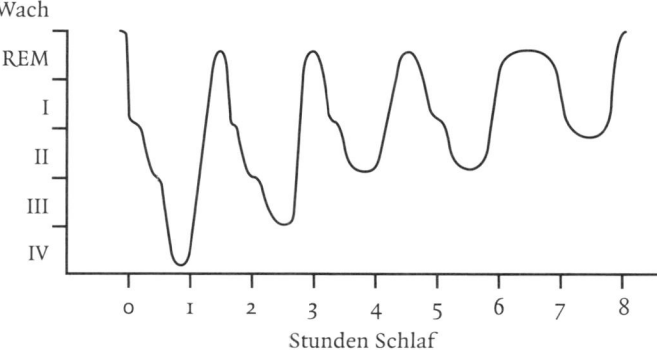

Schlafstadium

Wach

REM

I

II

III

IV

0   1   2   3   4   5   6   7   8

Stunden Schlaf

Denn wer zwischendurch schläft, kommt abends schlechter zur Ruhe.

Inzwischen blicken viele Schlafforscher allerdings mit mehr Wohlwollen auf das Nachmittagsschläfchen. Denn sie haben dessen segensreiche Wirkung für Geist und Gedächtnis entdeckt. Die größte Verfechterin des Nickerchens ist die kalifornische Schlafforscherin Sara Mednick. Mit Büchern und Vorträgen will sie eine neue Schläfchenkultur etablieren. Für die Belegschaft des Internet-Konzerns Google hat sie sogar eine »Nickerchen-Strategie« ausgearbeitet.

Die beste Zeit für ein Nickerchen ist das Nachmittagstief von 13 bis 15 Uhr – nicht zufällig genau die klassische Siestazeit. Und wie lang darf das Intermezzo dauern? Darüber sind die Experten uneins. Die meisten raten zu Schläfchen von weniger als einer halben Stunde, um nicht den Rest des Tages in Schlaftrunkenheit verbringen zu müssen. Schon Powernaps von ein paar Minuten steigern ja messbar die kognitive Leistung. Sara Mednick allerdings rät dazu, sich mehr Zeit zu nehmen. Ihr ideales Nickerchen dauert 90 Minuten, je 30 Minuten im Leicht-, Tief- und Traumschlaf – ein voller Schlafzyklus. »So gewinnt man eine Mini-Nacht hinzu«, sagt sie.

Besonders für ältere Menschen ist es wichtig, eine Nickerchen-Kultur zu entwickeln. Denn ihre innere Uhr tickt nicht mehr ganz so zuverlässig. »Senile Bettflucht« heißt die Symptomatik: Oma und Opa sind oft schon um vier Uhr morgens wieder auf den Beinen. Eigentlich wollen sie schlafen, und es täte ihnen auch gut, aber ihr biochemischer Betriebsmodus ist zur Unzeit auf Geschäftigkeit eingestellt – und später am lichten Tag wieder auf Müdigkeit. Das liegt daran, dass ihre Zirbeldrüse allmählich verkalkt. Ihr innerer Taktgeber kommt ihnen so abhanden. Dagegen gibt es kein Mittel, außer sich darauf einzustellen, mitzuspielen und sich auch tagsüber Ruhezeiten zu verschaffen, um sein Schlafpensum zu erfüllen. Da trifft es sich gut, dass die meisten Senioren sich eher ein Nickerchen erlauben können als jüngere Menschen. Senile Bettflucht ist auch ein Melatoninmangel.

Unsere 24-Stunden-Leistungskurve und die Geschichte der Schlafkultur zeigen, dass es nicht schwächlich ist, sich nachmittags aufs Ohr zu legen, sondern natürlich. »Ein kontinuierlicher Schlaf von sieben, acht oder sogar neun Stunden ist wahrscheinlich eine jüngere westliche Besonderheit, vielleicht im Zusammenhang mit der Industrialisierung«, sagt der englische Psychophysiologe Jim Horne, »der Mensch ist für zweiphasiges Schlafen gemacht.«

Hinweise aus verschiedensten Richtungen sprechen dafür, dass die Natur ursprünglich einen mehrphasigen Schlafrhythmus für uns vorgesehen hatte. So schlafen viele Tierarten mehrmals, in kleineren Einheiten. Ein extremes Beispiel ist der indische Flussdelfin, der in schlammigen, reißenden Strömen lebt. Da die Sicht dort miserabel und der Flussdelfin fast blind ist, muss er sich auf sein Gehör verlassen und ständig in Bewegung bleiben, um nicht auf den Grund gedrückt oder von Treibholz gerammt zu werden. An längeren Schlaf ist da nicht zu denken. Und so schlafen Flussdelfine nur minutenweise, während sie mit den Flossen weiterpaddeln.

Auch heute noch könnte das menschliche Schlafmuster Spuren von Mehrphasigkeit aufweisen. Zumindest wenn der israelische Psychophysiologe und Schlafforscher Peretz Lavie mit seiner Theorie über den Ursprung des REM-Schlafs recht hat. Es ist eine auf den ersten Blick gewagte, auf den zweiten Blick aber ziemlich einleuchtende Theorie. Lavie glaubt, dass »der REM-Schlaf ein unvermeidliches Resultat des Übergangs vom unterbrochenen oder mehrphasigen Schlaf, der für die meisten Tiere und Menschenbabys in den ersten Monaten ihres Lebens typisch ist, zum ununterbrochenen einphasigen Schlaf ist«.

Gegen Lavies Theorie spricht allerdings, dass Embryos und Säuglinge bereits ausgiebig im REM-Zustand schlafen, bevor ihre Schlafepisoden sich zu längeren Blöcken zusammenfügen. Und sie lässt die Warum-Frage offen: Aus welchem Grund sollte sich der vormals zerstückelte Schlaf des Menschen vereinen? Vielleicht geschah es, während unsere Urahnen in der ökologischen Hierarchie vom Gejagten zum Jäger aufstiegen? In der Fauna von heute gilt universell die Regel, dass Raubtiere ausgiebiger schlafen als Beutetiere.

Wenn Lavie recht hat, dann wären Träume ein Paradebeispiel dafür, wie Evolution läuft: Die Natur ist eine große Umfunktioniererin. Sie entwickelt ihre Meisterwerke nicht von null an, sondern sucht neue Aufgaben für das, was sie bereits entwickelt hat. Großartigstes Beispiel ist das menschliche Gehirn. Es unterscheidet sich in seiner Bauweise nicht grundsätzlich von älteren Wirbeltiergehirnen, die unmittelbar reflexhaft arbeiten. Aber die Natur hat es zum Denken umfunktioniert. Und vielleicht hat sie im Lauf dieser Entwicklung auch für die Träume eine neue Aufgabe gefunden – von der bloßen Brückenphase zum Seelenreiniger.

Schnell schlafen, bevor die Farbe trocknet

Wer nur wenig Zeit zum Schlafen hat, tut am besten daran, seine Schlafphasen über den Tag zu verteilen, zum Beispiel alle zwei Stunden 20 Minuten. Uberman-Muster oder polyphasischen Schlaf nennen Fachleute diesen Rhythmus. Soldaten praktizieren ihn beispielsweise im Kampfeinsatz oder Feuerwehrleute in Alarmbereitschaft. Der berühmteste »Kurz, aber oft«-Schläfer soll Leonardo da Vinci gewesen sein, das große Genie der Renaissance. Mit seinem Schlaf hat sich schon eine ganze Reihe von Forschern beschäftigt. Leonardo erfand die halbe Welt neu, entwarf Baumaschinen und Flugzeuge, und nach Berichten von Zeitgenossen legte er sich auch seinen eigenen Schlafrhythmus zu: Wenn er an Fresken arbeitete, durfte er die Farbe nicht länger als 30 Minuten trocknen lassen, sonst hätte ein weiterer Farbauftrag sie reißen lassen. Daher schlief Leonardo nur eine gute Viertelstunde am Stück, alle drei oder vier Stunden, bis sein Werk vollendet war, manchmal über Wochen. Länger vermutlich nicht. Freiwillige, die sich dieses Schlafregime auferlegt haben, waren nach einigen Monaten mit den Nerven am Ende.

Der amerikanische Architekt und Schriftsteller Buckminster Fuller (1895–1983) pflegte ein ähnliches, wenn auch nicht ganz so radikales Schlafmuster. Auch Einhandseglern bleibt auf ihren langen, einsamen Törns über die Ozeane gar nichts anderes übrig, als polyphasisch zu schlafen. Der italienische Chronobiologe Claudio Stampi, selbst begeisterter Hochseesegler, ist ein großer Verfechter des polyphasischen Schlafs. Er hält ihn für das beste Rezept in Situationen, in denen ständige Aufmerksamkeit gefragt ist. In seinem Labor erwiesen sich Probanden, die alle vier Stunden eine halbe Stunde schliefen, als leistungsfähiger als solche, die einmal drei Stunden lang schliefen. Allerdings brauchten die Probanden ein paar Tage, um sich an den polyphasischen Schlaf zu gewöhnen. Die kurzen Schlafperioden sind intensiver als eine einzige lange, weil sie mehr Tiefschlaf enthalten, und sie hinterlassen weniger Schlaftrunkenheit. »Unter extremem Schlafentzug ist es besser, die Batterie öfter aufzuladen«, erklärt Stampi.

Polyphasischer Schlaf mag die Folgen von Schlafentzug vielleicht mildern, aber ein Rezept zum dauerhaften Schlafsparen ist er nicht. In den 1960er-Jahren folgte der italienische Dramatiker und Schauspieler Giancarlo Sbragia über Monate hinweg dem überlieferten

Schlafrhythmus seines Idols Leonardo: 20 Minuten alle vier Stunden. Zu Beginn spürte er neue Kräfte in sich erwachen, die jedoch bald verebbten. »Meine Phantasie und meine künstlerische Tätigkeit litten«, erzählte er. Besonders vermisste er seine Träume als kreative Impulsgeber. Schließlich kehrte Sbragia zu seinem altgewohnten Schlafzyklus zurück – und seine Träume und seine Geisteskraft zu ihm. Der Schlaf lässt sich nicht künstlich regeln, nicht zusammenzwängen, nicht zerstückeln. Wer naturbelassen schläft, gewinnt.

2.00 Uhr. Schlaflosigkeit.
Je mehr man will, desto weniger kann man

Gilgamesch war der erste Held der Menschheit, zu zwei Dritteln Gott, zu einem Drittel Mensch, ein Tunichtgut – und er litt an schwerer Schlaflosigkeit. Das *Gilgamesch-Epos*, die Urdichtung unserer Zivilisation, entstanden vor 5000 Jahren im Zweistromland, erzählt von seiner Suche nach vollkommener Göttlichkeit und Läuterung. Zu Beginn des mit Federkielen in feuchten Ton geritzten Werkes steht Gilgamesch, der König der Stadt Uruk, als arger Tyrann da, er schikaniert seine Untertanen, entjungfert Bräute in der Hochzeitsnacht, amüsiert sich am Schrecken junger Männer in Kampfspielen. Er strotzt so vor Energie zum Arbeiten und Feiern, dass er nie schläft. Das ist Quelle und Zeichen seiner übermenschlichen Kraft. Er kämpft und reist und vögelt rund um die Uhr. Doch zum Schluss des Epos holt ihn die Menschlichkeit ein: Ein anderer Held namens Utanapischti fordert ihn nämlich zu einer Dauerwache heraus: »Auf, lasse das Schlafen für sechs Tage und sieben Nächte!« Und was macht daraufhin Gilgamesch? »Kaum hatte er sich auf seinen Hintern gehockt, umhaucht ihn der Schlaf wie ein Nebel.« Er, der nach Unsterblichkeit strebt, scheitert am Schlaf! Utanapischti und seine

Frau beginnen, sich die Zeit mit Brotbacken zu vertreiben. Für jeden Tag, den Gilgamesch verschläft, backen sie einen Fladen. Sie backen und backen. Die Fladen trocknen aus und schimmeln. Am siebten Tag rütteln sie Gilgamesch schließlich wach. Der noch schlaftrunkene Held sagt zu Utanapischti: »Fast hätte mich der Schlaf übermannt, aber in dem Augenblick hast du mich geweckt!« Dann sieht er die Brotfladen, die ihm zeigen: Er muss geschlafen haben, er ist Mensch. Demütig kehrt er daraufhin nach Uruk zurück. Das älteste Epos unserer Kultur handelt von der Macht des Schlafs, von seiner Verachtung und vom Respekt vor ihm. Es nimmt die Schlaflosigkeit als Zeichen von Hybris und den gesunden Schlaf als Rückkehr zu sich selbst.

Schlaflosigkeit ist also keineswegs ein neues Phänomen. Sie war immer schon da – so weit unser kulturelles Gedächtnis zurückreicht. Mit ihr quälte William Shakespeare die Mörder in seinen Dramen *Macbeth* und *Julius Caesar*. Im 19. Jahrhundert streifte Charles Dickens nachts durch London, weil er keinen Schlaf fand. Heute liegt der junge Popsänger Justin Bieber nachts wach, während Millionen Teenie-Mädchen von ihm träumen. Er denkt dann an all die wichtigen Dinge – zum Beispiel »Familie und Gott« –, für die tagsüber in seinem Kopf kein Platz ist.

Rastlosigkeit, rote Augen, kreisende Gedanken: Schlaflosigkeit erwischt jeden einmal. Oft verweigert sich der Schlaf uns ausgerechnet dann, wenn wir uns am meisten darum bemühen – vor Prüfungen oder in Krisen beispielsweise. Laute Nachbarn, weiche Matratze, drückende Blase, flauer Magen: Wer nicht schlafen kann, findet immer einen Vorwand. Niemand rät uns, wegen eines Problems wach zu bleiben. Dennoch passiert es immer wieder. Man ist todmüde, der Hirnstamm versucht verzweifelt, den Rest des Gehirns in den Schlaf zu ziehen, aber das überdrehte Stirnhirn gibt keine Ruhe. Man wälzt sich und grübelt. Obwohl das mit dem Grübeln schwieriger wird. Denn mit wachsender Müdigkeit wird der Verstand schwächer und die Angst stärker, die Probleme scheinen dann ins Monströse zu wachsen. Am Ende dann der doppelte Fehlschlag: kein Schlaf und keine Lösung.

Wenn Schlaf aber so wichtig ist, warum können wir dann nicht auf Wunsch einschlafen? Bei anderen Grundbedürfnissen – Atmen, Essen, Fortpflanzen – haben wir schließlich ein bewusstes Wort mitzureden. Hungrig vor einem gut gefüllten Teller sitzen und nicht essen können? Undenkbar. Müde im kuschligen Bett liegen und nicht schlafen können? Passiert dauernd. Wenn irgendjemand eine Erklärung dafür hätte, dann wäre das Rätsel des Schlafs gelöst und Millionen von Menschen geholfen, die sich nachts in den Federn wälzen. Oft bekommen sie den Rat, sich locker zu machen. Wer diesen Rat gibt, hat wahrscheinlich noch nie echte Schlaflosigkeit erlebt. »Das Erste, was man über Schlaflosigkeit lernt, ist, dass sie im Dunkeln sieht«, schreibt der amerikanische Verleger und Insomniker Willis Regier, »das Zweite ist, dass sie nichts sieht. Nada, nothing, néant.« Man liegt in starrem Entsetzen über den eigenen Zustand. Aufstehen und für ein Stündchen etwas Entspannendes tun? Schön wär's. Aber es ist undenkbar.

Etwas zu wenig Schlaf macht mürrisch.
Viel zu wenig macht euphorisch

Niemand weiß bisher, was uns nachts gegen unseren Willen wach hält. Was dies mit uns anrichtet, ist allerdings gründlich belegt: Geist und Gedächtnis schwächeln, die Gefühle taumeln. Missmut und Ungeduld befallen uns. Die Forscher des Münchner Max-Planck-Instituts für Psychiatrie sind diesen Effekten mit ihrem Kernspintomografen (fMRI) nachgegangen. Sie haben beobachtet, wie Schlafmangel das Gehirn aus dem Takt bringt. Bei ausgeschlafenen Probanden arbeitet das Gehirn fein abgestimmt, zwei Netzwerke wechseln sich in einem Rhythmus von gut 20 Sekunden ab: das nach außen gerichtete Aufmerksamkeitsnetzwerk und das nach innen gerichtete Ruhenetzwerk – wir sind ihnen in dieser Nacht schon um 21.40 Uhr begegnet. Das Zusammenspiel zwischen Ruhenetzwerk und Aufmerksamkeitsnetzwerk hält uns in Kontakt mit der Welt in uns und um uns herum. Doch bei Probanden, die in einer Nacht nur drei bis vier Stunden schliefen, geriet dieses Zusammenspiel durcheinander. Beide Netzwerke werden störanfällig und kommen sich gegenseitig in die Quere. In der Folge sacken Laune und Geisteskraft ab.

Dabei verschlechtern sich manche mentalen Fähigkeiten schneller als andere. Das zeigte sich in einer Untersuchung an der Washington State University, bei der die Probanden mehr als sechs Tage im Schlaflabor beobachtet wurden, manche von ihnen blieben zwei Nächte in Folge wach. Noch nach 51 Stunden ohne Schlaf blieb ihr Arbeitsgedächtnis – zuständig für das, was einem Menschen gerade »präsent« ist – weitgehend funktionstüchtig. Das kognitive Verarbeiten des Gedächtnisinhalts hingegen, zum Beispiel das logische Denken und das Verstehen von Sätzen, fiel den Langzeitwachen jedoch immer schwerer.

Einige Studien suggerieren, dass der Gedächtnisverlust durch Schlafmangel mit Medikamenten zu kompensieren sei. Ein internationales Team von Neurowissenschaftlern um Christopher Vecsey von der Brandeis University in Massachusetts berichtete im Jahr 2009, dass das Psychopharmakon Rolipram bei Mäusen ein Enzym namens PDE4 hemmt, das bei Schlaflosigkeit das Gedächtnis beeinträchtigt. Bei unausgeschlafenen Mäusen verbesserte Rolipram tatsächlich die Gedächtnisfunktion. Aber es greift nur in einen winzigen Teil der molekularen Prozesse ein, die sich bei Schlaf und Schlaflosigkeit abspielen. Eine Pille, die den Schlaf in all seinen Facetten ersetzt, ist also nicht in Sicht.

Etwas zu wenig Schlaf macht mürrisch. Viel zu wenig Schlaf kann allerdings genau das Gegenteil bewirken: Euphorie! Das hat Matthew Walker von der University of California in einer Studie an 14 gesunden, jungen Erwachsenen beobachtet, die er eine Nacht und einen Tag wachhielt, um sie dann mit 13 ausgeschlafenen Probanden zu vergleichen. In einem Test, in dem sie Bilder zu bewerten hatten, urteilten die Unausgeschlafenen durchweg positiver und angenehmer als die Ausgeschlafenen, so als sähen sie die Welt durch eine rosarote Brille.

Wie das mit der gemütsregulierenden Funktion von Schlaf zusammenpasst, die wir seit 0.30 Uhr kennen, fragen sich auch die Forscher. Klar ist, dass ein unausgeschlafenes Gehirn anders denkt und fühlt als ein ausgeschlafenes. Die *Amygdala*, die Gefühlszentrale des Gehirns, ist überaktiv, der rationale und reflektierte *präfrontale Cortex* ist gehemmt. Warum? Vielleicht, weil die Gehirnareale unterschiedlich empfindlich auf Schlafmangel reagieren. Oder das Gehirn schaltet gezielt zurück in einen Basisbetriebszustand ohne allzu komplizierte Gedanken.

Matthew Walker sah in Hirnscans seiner übernächtigten Probanden, dass ihre mesolimbische Bahn außergewöhnlich aktiv war – ein Hirnschaltkreis, der vom Dopamin getrieben wird, jenem Hormon, dem wir unsere Lustgefühle, aber auch unsere Süchte verdanken. Schüttet das Gehirn extra Dopamin aus, um den Stimmungsverfall zu kompensieren? Könnte sein. Kein Forscher weiß es.

Es mag auf den ersten Blick vielleicht verlockend klingen: weniger denken, mehr fühlen und Euphorie. Doch es ist ein gefährlicher Gemütszustand, denn unausgeschlafene Menschen sind messbar risikofreudiger. Sie lassen sich zu Dingen hinreißen, die sie ausgeschlafen nicht tun würden. Und das kann natürlich zu ihrem Nachteil ausgehen. Das ist wohl der Grund, weshalb die Glücksspielstadt Las Vegas darauf ausgelegt ist, ihre Gäste wachzuhalten. Die Casinos haben rund um die Uhr geöffnet.

Die deutlichste Folge von Schlafmangel ist ein wechselhaftes Gemüt – noch bevor Geist und Gedächtnis schwächeln. »Ein ordentlich arbeitendes Gehirn trifft den richtigen Ort im Stimmungsspektrum«, erklärt Matthew Walker, »aber ein unausgeschlafenes Gehirn schwankt zwischen den Extremen – von denen keines geeignet für kluge Entscheidungen ist.« Das sollte gerade Menschen in verantwortungsvollen Berufen zu denken geben: »Wenn ein Arzt nach 20 Stunden Dienst in der Notaufnahme über meine Gesundheit entscheiden muss, würde ich mir Sorgen machen«, meint Walker.

Zu wenig Schlaf setzt den Organismus unter Stress. Der Entzündungsfaktor Interleukin-6 strömt durch den Körper. Im *präfrontalen Cortex* schrumpfen die Synapsen, in der *Amygdala* wachsen sie. Der Insulin-Haushalt gerät in Aufruhr. Der Stoffwechsel giert nach Kohlenhydraten. Der Blutzuckerspiegel fährt Achterbahn. Unausgeschlafene Menschen essen ein paar Hundert Kalorien mehr am Tag als Ausgeschlafene unter sonst gleichen Bedingungen. Weil sie zudem zu Bewegungsfaulheit neigen, laufen sie Gefahr, sich Übergewicht anzufuttern. Langfristig drohen Diabetes und Herzschwäche.

Launen und Fettpolster – kein göttlicher Zustand. Auch nicht zweidrittelgöttlich. Eher armselig. Wer sein Schlafbedürfnis nicht respektiert, der verkennt einen Teil seiner Natur und verkommt zu einem unkonzentrierten Nervenbündel mit Augenringen. Dennoch hält sich hartnäckig die Mähr vom Wenigschlafen als Insignie der Leistungsstarken. Wer auf Schlaf verzichtet, gilt als tatkräftig, wer schläft, gilt als schwach.

Der bayerische Ministerpräsident Edmund Stoiber brüstete sich beispielsweise, mit nur vier Stunden Schlaf auszukommen – und war bekannt dafür, in Besprechungen einzunicken. Die Fernsehmoderatorin Sabine Christiansen sagte den bemerkenswerten Satz: »Die Deutschen schlafen zu lange. Eine Kuh beispielsweise kommt mit drei bis vier Stunden Schlaf am Tag aus. Ich auch.« Und der Regisseur Rainer Werner Fassbinder drückte seine Schlafverachtung in dem berühmten Satz »Schlafen kann ich, wenn ich tot bin« aus. Er starb mit 37 Jahren. Jetzt kann er weder schlafen noch leben. Wer schon vor seinem Tod mehr schläft, hat mehr von seinem Leben.

Cappuccino um drei Uhr morgens

Schlaffreundlich ist unsere Gesellschaft wahrlich nicht. Japanische Mediziner haben den Zusammenhang zwischen Überarbeitung und Schlafproblemen untersucht. Sie fragten 1510 Büroangestellte, allesamt männlich, wie viele Überstunden sie machen und wie gut sie schlafen. Klarer Befund: je mehr Überstunden, desto schlechter der Schlaf.

Die Regeln der Europäischen Luftfahrtbehörde Easa erlauben Piloten, 15 Stunden am Stück zu fliegen – Lastwagenfahrer dürfen nur zehn Stunden fahren. Die Mindestruhezeit, die Luftlinien ihren Piloten gewähren müssen, beträgt nur siebeneinhalb Stunden. Insgesamt, nicht nur die Schlafzeit. Rund 20 Prozent aller Flugunfälle gehen auf Übermüdung zurück, schätzen Experten. Die Mediziner, die es eigentlich besser wissen müssten, machen es nicht anders. Wenn Ärzte sich nach langen Diensten, also über 24 Stunden ohne Schlaf, mit dem Auto auf den Heimweg machen, sind sie so wenig fahrtauglich wie nach zwei Maß Bier. Keine andere Berufsgruppe auf der Erde muss mit so wenig Schlaf auskommen wie junge Krankenhausärzte. Keine andere auf der Erde. Im Weltraum gibt es jedoch eine Berufsgruppe, die noch unausgeschlafener ist als die Ärzte: die Astronauten. In Raumstationen herrscht oft Stress und Dauerlärm. Der natürliche Lichtwechsel fehlt, und die Schlafkojen sind nicht gerade kuschelig – oft nicht einmal durch Vorhänge abgetrennt. Die meisten Astronauten können daher nur mithilfe von Medikamenten schlafen.

Auch die Schlafforscher selbst schätzen den Schlaf eher in der Theorie als in der Praxis. Zu ihrer Arbeit gehört schließlich, sich regelmäßig die Nächte im Schlaflabor um die Ohren zu schlagen. »Manchmal freut man sich die halbe Nacht nur auf den Cappuccino um drei Uhr«, sagt Victor Spoormaker vom Max-Planck-Institut für Psychiatrie.

Man könnte meinen, die chronische Schlaflosigkeit sei ein Auswuchs der Always-on-Gesellschaft: Wir chatten, twittern und skypen Tag und Nacht, über die Zeitzonen hinweg. Inzwischen starren fast alle Menschen in der letzten Stunde vor dem Einschlafen auf den Bildschirm eines Fernsehers oder Computers, dessen Licht den Melatonin-Haushalt beeinflussen kann (siehe 21.00 Uhr). Für viele Jugendliche ist ihr Handy das Letzte, was sie vor dem Einschlafen sehen. Und wenn sie bereits eingeschlafen sind, werden sie nicht selten von einer SMS geweckt – und antworten gleich. Müssen wir uns Sorgen machen? Raubt unsere rastlose Gesellschaft uns den Schlaf? Die Vermutung liegt nahe, doch sie ist wissenschaftlich nicht fundiert. Generationenübergreifende Vergleiche der Schlafdauer sind schwierig. Der englische Schlafforscher Jim Horne hat es mit amerikanischen Daten aus den Jahren 1965 bis 1985 und 1998 bis 2001 versucht. Er kam zu dem Schluss, dass die Veränderung zwischen diesen zwei Zeiträumen weniger als 0,7 Prozent ausmacht.

Der Glaube, die Menschen hätten in früheren Zeiten

friedlicher schlafen können, weil die Nächte ruhiger waren und überhaupt das Leben geruhsamer gewesen sei, ist wohl eine nostalgische Verklärung. Bestärkt wird diese durch die Schriftsteller jener Zeiten. Doch wenn der Arzt Christof Wirsung im 16. Jahrhundert den Schlaf als »die einzige Quelle inneren Friedens« pries, dann spricht auch daraus eher Sehnsucht als Wirklichkeit.

In einem Kommentar des *British Medical Journal* war zu lesen: »Das Thema Schlaflosigkeit ist wieder einmal in der öffentlichen Diskussion. Die Hetzerei und Aufregung des modernen Lebens werden für den Großteil der Insomnie verantwortlich gemacht, von der wir hören.« Allerdings: Der Artikel erschien im Jahr 1894. Etwa zur gleichen Zeit, im Jahr 1898, kam eine Studie mit 3500 dänischen Schulkindern mit dem Titel »Überdruck in den Schulen Dänemarks« zu dem Ergebnis, dass »Schlaf besonders unter jenen Schülern mangelhaft war, die in den mühsamen altsprachlichen Fächern unterrichtet werden, bei ihnen schrumpfte er oft auf sechs bis sieben Stunden«. Es gehört also offenbar zur Verklärung der »guten alten Zeit«, dass die Menschen früher friedlicher schliefen. Nur waren es eben andere Dinge, die sie wachhielten: Wanzen und Zugluft statt Facebook und Fernsehen.

Nur eines ist gleich geblieben: die kleinen und großen Sorgen, die die Menschen nachts umtreiben. Der Schweizer Bauer und Schriftsteller Ulrich Bräker beklagte im 18. Jahrhundert, dass seine drückenden Sorgen ihn nachts wachhielten: »Mit sauerm Schweiß und so vielen schlaflosen Nächten grub ich mich nur immer tiefer in die Schulden hinein.« Diesen Satz hätte auch ein heutiger Unternehmer schreiben können.

Die griechisch-amerikanische Starjournalistin Arianna Huffington verriet in einem Vortrag ihr Erfolgsrezept: »Ich habe eine Idee, die Milliarden großer Ideen, die jetzt noch in uns schlummern, wecken kann: schlafen!« Vor ein paar Jahren war sie bei der Arbeit vor Erschöpfung eingeschlafen, hatte sich den Wangenknochen beim Aufprall auf den Schreibtisch gebrochen, und eine Platzwunde über ihrem rechten Auge musste mit fünf Stichen genäht werden. Jetzt sagt sie: »Der Weg zu einem produktiveren und fröhlicheren Leben ist, genug zu schlafen.« Huffington schritt selbst voran und schlief demonstrativ einen Monat lang jede Nacht genau acht Stunden.

Frauen, die sich hochschlafen

Besonders unter Männern gilt Kurzschlafen als Zeichen von Tatendrang. Keith Richards, der Gitarrist der Rolling Stones, erzählt in seiner Autobiografie, er habe in den 1960er-Jahren phasenweise nur zwei Nächte pro Woche geschlafen. Natürlich waren da Drogen im Spiel. »Eins meiner Lieblingshobbys ist Schlafen, denn ich habe im Moment wenig Zeit dafür«, schrieb Richards im Juli 1964 an einen Fan.

Arianna Huffington berichtet von einem Abendessen mit einem Mann, der damit prahlte, die Nacht zuvor nur vier Stunden geschlafen zu haben. »Ich hätte am liebsten gesagt, hättest du wenigstens fünf Stunden geschlafen, dann wäre dieses Abendessen deutlich interessanter«, erzählt sie. Immerhin eröffnet die männliche Vernachlässigung des Schlafs den Frauen die Möglichkeit, sich im wahreren Sinn des Wortes »hochzuschlafen«.

Thomas Edison, der große amerikanische Erfinder und Pionier des Elektrizitätszeitalters, war ein überzeugter Wenigschläfer. Seiner Meinung nach waren acht Stunden Schlaf »ein armseliger Rückschritt in den primitiven Zustand des Höhlenmenschen« und folglich dem modernen Menschen unwürdig. Der große Ingenieur wollte auch die Gesellschaft neu erfinden und hoffte, es den Menschen ermöglichen zu können, weniger Zeit mit der vermeintlich sinnlosen Schlaferei zu verschwenden. In den Augen heutiger Schlafforscher legte Edison damit einen Grundstein zur chronisch unausgeschlafenen Gesellschaft. »Edison sollte verbrannt werden«, schimpfte der französische Schlafforscher Michel Jouvet. Der Erfinder behauptete von sich, mit vier bis fünf Stunden Schlaf auszukommen. Seine Assistenten erzählten allerdings, er schliefe mehr.

Die Verachtung des Schlafs ist jedoch kein neues Phänomen. Sie steckt tief in den Wurzeln unserer Kultur. Platon schreibt in seinen *Nomoi*, dem spätesten seiner Dialoge: »Ein reichlicher Schlaf ist der Natur nach weder unserem Körper angemessen noch unserer Seele. Jeder Schlafende taugt ebenso wenig zu etwas wie der Tote.« Und Friedrich Nietzsche erklärte in seinem Werk *Jenseits von Gut und Böse* aus dem Jahr 1886 »das Wachsein selbst« für die »Aufgabe« des Menschen.

Hinter der Verachtung des Schlafs steckt auch Angst vor ihm. Denn der Zustand, in den wir nachts fallen, ähnelt äußerlich verdächtig dem Tod. Schon der römische Dichter Ovid nannte den Schlaf das »Abbild des Todes«. In den

Mythen der alten Griechen waren Schlaf und Tod Zwillingsbrüder, die Söhne Hypnos und Thanatos der Nachtgöttin Nyx, die sterbende Menschen gemeinsam in die Unterwelt geleiten. Hypnos, der sanftmütigste alle Götter, wohnte im fernen Land der Skythen in einer düsteren Grotte, aus der ein Fluss namens Lethe entsprang, der Strom des Vergessens. Vor der Grotte wuchsen einschläfernde Kräuter wie Mohn, hinein drangen weder Licht noch Laute. Dort, in der dunklen Stille ruhte Hypnos auf einem Bett aus Ebenholz, umringt von den Träumen. 1000 Söhne habe Hypnos, schrieb Ovid, darunter die unendlich wandlungsfähigen Traumgötter Phobetor, Phantasos und Morpheus, wobei Phobetor sich in Tiere verwandelte, Phantasos in unbeseelte Gegenstände und Morpheus die Gestalt von Menschen annahm. Alle drei hatten Flügel. Wer die Träume aller Menschen bevölkern will, muss schließlich flott unterwegs sein.

Die antiken Götter wichen dem Monotheismus, doch das Doppelgesicht des Schlafs blieb. Für viele Menschen im Mittelalter war der Schlaf so nah am Tod, dass sie es nachts nicht wagten, sich ganz in die Horizontale zu begeben. Man erkennt dies noch heute an ihren Betten: zu kurz, um flach darin zu liegen. Schauergeschichten machten die Runde, die die Angst vor dem Schlaf befeuerten, zum Beispiel das »sehr abscheulich unnd aber ganz warhafftigs Wunderwerck und Geschicht« von der Familie Hegen im fränkischen Dorf Knetza. Hans Hegen, seine Frau, ihre drei Söhne und die Magd gingen am Heiligabend 1558 »gesundt und wolgemut zu Beth«. Am nächsten Morgen wurden »alle sechs urplützlich und gähling verstorben und todt gefunden«, obwohl sie noch immer

»ire natürliche Farben und gewonliche Gestalt« hatten. Im Dorf griff daraufhin »ein abschewlich Erschrecken und die größt Verwunderung« um sich. Niemand wusste eine Erklärung, und natürlich fürchtete jeder, vom gleichen Schicksal ereilt zu werden.

Die physiologischen Lehrbücher des 19. Jahrhunderts erklärten Schlaf als einen Zustand zwischen Leben und Tod. Über den Ausdruck »Schlafmedizin« hätten die Ärzte von damals nur den Kopf geschüttelt. Schlaf galt als die Abwesenheit von Wachheit, sonst nichts – Gehirn stillgelegt, medizinisch uninteressant. Was sollte es da zu kurieren oder zu erforschen geben? Noch in den 1970er-Jahren bekam mancher Medizinstudent von seinem Neurologie-Professor zu hören: »Schlaf ist der Bruder des Todes.«

Der deutsche Schriftsteller Robert Schneider lässt den Protagonisten seines Romans *Schlafes Bruder* aus dem Jahr 1992 sagen: »Im Schlaf liebt man nicht. Man befindet sich in einem Zustand des Totseins, weshalb Tod und Schlaf nicht aus dem Ungefähren Brüder genannt werden. Die Zeit des Schlafes ist also Verschwendung und folglich Sünde.«

Der Aphoristiker Georg Christian Lichtenberg beklagte im 18. Jahrhundert, dass sich unsere ganze Geschichtsschreibung um den wachen Menschen dreht. Aber Historiker interessieren sich nun mal für sichtbaren Wandel, je schneller, desto besser. Doch dem Schlaf fehlt die Spannung und Dynamik unserer wachen Stunden, deshalb gilt er als träge und ereignislos. Während unser Leben tagsüber bewegt und abwechslungsreich verläuft, scheint der Schlaf passiv und monoton zu sein. »Ein Baum, der fällt,

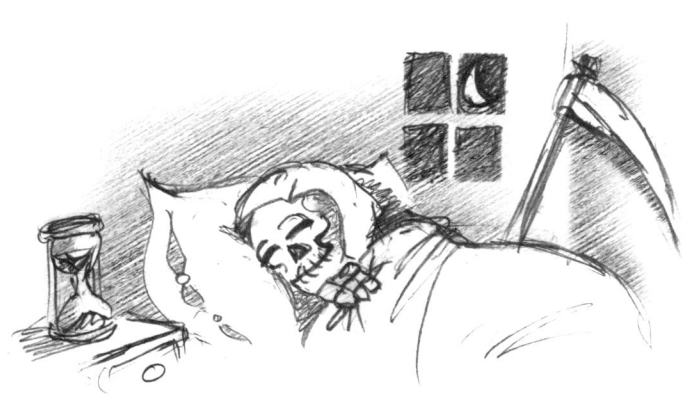

macht mehr Lärm als ein Wald, der wächst«, lautet eine
tibetische Weisheit. Und die Historiker schreiben meist
die Geschichte der fallenden Bäume. Wie die Wälder gewachsen sind, verliert sich in Vergessenheit.

Es gibt allerdings Situationen, in denen Wachbleiben
wirklich besser ist als Schlafen. Seit Jahrzehnten ist zum
Beispiel bekannt, dass Schlafentzug die Symptome einer
Depression lindern kann. Das ist eigentlich paradox, weil
viele Psychiater Depression für eine Schlafkrankheit halten: Sie kündigt sich nämlich mit Veränderungen im
Schlafmuster an, lange bevor sie ausbricht. Depression
ist eine grausame Krankheit. Wie Mehltau liegt sie auf
dem Gemüt der Betroffenen, raubt ihnen alle Freude
und Energie. Bei ihnen ist der Wachwechsel zwischen
Wachstumshormon und Cortisol gestört, der die Dramaturgie der Nacht bestimmt. Ihre Gehirne sind ständig in
Cortisol getränkt mit schlimmen Folgen für Körper, Geist
und Seele.

In akuten Phasen werden Depressive von Schlaflosigkeit geplagt, besonders in der zweiten Nachthälfte. Ihre erste Tiefschlafphase verkürzt sich, und ihre erste REM-Phase kommt zu früh. Ihre Träume werden heftiger, ihre *Amygdala*, schon in gesunden Träumen sehr aktiv, arbeitet im Overdrive. Im träumenden Gehirn von Depressiven geht es zu, als würde es sich an etwas mürbe arbeiten. Medikamente gegen Depression unterdrücken den REM-Schlaf – und das ist vermutlich auch der Mechanismus ihrer Wirkung. Ohne Chemie geht es allerdings auch: In psychiatrischen Kliniken stehen depressive Patienten gemeinsam um drei Uhr morgens auf, um die zweite, REM-Schlaf-trächtige Nachthälfte wach zu verbringen. Sie vertreiben sich die Zeit mit Kochen oder Spazierengehen – bis ihr Gemüt so weit aufgehellt ist, dass der Strudel von gestörtem Schlaf und Niedergeschlagenheit sie nicht mehr packt.

Zwar verschwindet die stimmungsaufhellende Wirkung, sobald man den verlorenen Schlaf nachholt, aber sie kann Depressiven helfen, dem Teufelskreis von Niedergeschlagenheit und Schlaflosigkeit zu entkommen. Der Mechanismus dahinter ist nicht geklärt. Vielleicht ist es der Dopaminschub, der die Stimmung vorübergehend hebt. Vielleicht liegt es auch am Ruhenetzwerk. Denn es ist bekannt, dass das Ruhenetzwerk bei Depressiven die Gehirnaktivität übermäßig bestimmt. Sie verfangen sich daher in der Selbstbeobachtung. Der Schlafentzug befreit sie, indem er das Ruhenetz lockert.

Zur antidepressiven Wirkung von Schlafentzug passt auch, was der israelische Schlafforscher Peretz Lavie in einer Studie mit Überlebenden des Holocaust beobachtet hat. Er holte zwei Gruppen von Überlebenden zu sich ins Schlaflabor: solche, die nach dem Zweiten Weltkrieg ohne seelische Narben ins Leben zurückfanden, und solche, die von ihren grauenhaften Erinnerungen zurückgehalten wurden. Was er fand, war überraschend: Diejenigen, die gut zurechtkamen, hatten aufgehört zu träumen! Als Lavie sie aus dem REM-Schlaf weckte, erklärten sie meist, nicht geträumt zu haben. Und wenn doch, dann waren es Träume ohne Gefühle – »telegrafische Träume«, wie Lavie sie nennt. Lavie folgerte daraus, dass es nach schwer traumatischen Erlebnissen darauf ankommt, die Erinnerung an diese Erlebnisse zu unterdrücken – auch im Schlaf. »Das haben die Vertreter der klassischen Psychiatrie gar nicht gern gehört«, gesteht Lavie. Aber die Hinweise mehren sich, dass Menschen in Lebenslagen, die ihre seelischen Verarbeitungsmechanismen überfordern, besser ohne Träumen zurechtkommen.

Es kann also auch für Gesunde ausnahmsweise ratsam sein, ihren Schlaf zu verknappen, wenn sie etwas so Schlimmes erlebt haben, dass sie es lieber nicht ins Gedächtnis geprägt haben wollen. In diesem Fall geben Mediziner sogar ihr Okay zu Alkohol, der den natürlichen Schlafzyklus unterbindet und die gedächtniskonsolidierenden Prozesse hemmt. Zechen, um zu vergessen, mit ärztlichem Segen – das hätte auch dem babylonischen Zweidrittelgott Gilgamesch gefallen.

3.00 Uhr. Leichtschlaf.
Knirschende Zähne – und Kraut und Rüben im Kopf

In der zweiten Nachthälfte tauchen wir immer öfter aus dem Tiefschlaf in den REM-Schlaf auf. Und wir verweilen immer länger im Zwischenreich, dem Leichtschlaf S2, einem rätselhaften Zustand. Das Gehirn ist dann zwar rege, aber nicht bei so klarem Bewusstsein wie im REM-Schlaf. Es hängt halbwegs zwischen dem Tiefschlaf einerseits, dem Wachen oder dem REM-Schlaf andererseits.

Der Leichtschlaf ist die große Unbekannte der Schlafforschung. Er ist so schlecht verstanden wie kein anderer Schlafzustand. Das liegt auch daran, dass er bei Schlafversuchen mit Tieren selten erfasst wird. Bei ihnen unterscheiden die Forscher meist nur grob zwischen Wachen, REM-Schlaf und Nicht-REM-Schlaf.

Das EEG im Leichtschlaf sieht aus wie Kraut und Rüben: Die für den REM-Schlaf charakteristischen Theta-Wellen mischen sich mit den langsamen Wellen, die typisch für den Tiefschlaf sind. Dazwischen laufen immer wieder die sanften Gongschläge namens Schlafspindeln und die heftigen Paukenschläge namens K-Komplexe, die uns schon zu Beginn dieser Nacht begegnet sind. Im Hirnstromdiagramm wirkt der S2 wie ein bloßer Übergangszustand ohne eigene Funktion. Doch das ist unwahrscheinlich. Schließlich verbringen wir die Hälfte unserer gesamten Schlafzeit im S2. Und die Natur würde uns kaum so lange in einem funktionslosen Zwischenzustand halten, wenn es doch weiter oben und unten auf der Schlaftreppe so viel Sinnvolles zu tun gibt.

Allmählich bringen die Forscher etwas Licht in das Durcheinander der Hirnstromkurven im Leichtschlaf. Die Spindeln und K-Komplexe helfen vermutlich, das Gehirn im Leichtschlaf knapp unter der Schwelle zum Aufwachen zu stabilisieren. Sie verhindern, dass harmlose Geräusche und andere nicht allzu eindringliche Reize uns wecken. Was dabei im Gehirn geschieht, haben die Forscher des Max-Planck-Instituts für Psychiatrie im fMRI-Scanner verfolgt. Sie spielten ihren Probanden, die im fMRI im S2 schliefen, die Geschichte *The Million Pound Bank Note* von Mark Twain vom Band vor. Auf das sanfte Störgeräusch hin duckte das Gehirn sich immer wieder weg: Großhirnrinde und *Amygdala* fuhren für ein paar Sekunden herunter. Wie ein Schläfer, der sich morgens unter der Bettdecke verkriecht, weil er nicht geweckt werden will.

Lernen mit Spindeln

Im Tiefschlaf um 23.30 Uhr hat sich gezeigt, dass Spindeln und K-Komplexe ebenso eine wichtige Rolle beim nächtlichen Lernen spielen. Das tun sie offenbar auch im Leichtschlaf. Der kanadische Psychologe Carlyle Smith hat in einer Reihe von Experimenten nachgewiesen, dass das motorische Lernen im Schlaf davon abhängt, wie viel Zeit ein Schläfer im S2 verbringt. Daher sollten Musiker, Artisten, Chirurgen und Uhrmacher besonders auf ungestörten Schlaf in der zweiten Nachthälfte achten. »Wer für eine Aufführung probt, sollte besser spät schlafen gehen, statt zu früh aufzustehen«, rät Smith, »es ist Blödsinn, wenn Trainer ihre Schützlinge um fünf Uhr morgens aus dem Bett scheuchen.«

Auch für andere Gedächtnisarten, zum Beispiel das räumliche und das episodische Gedächtnis, ist die fördernde Wirkung des Leichtschlafs inzwischen belegt. Der kalifornische Schlafforscher Matthew Walker stellte einer 44-köpfigen Gruppe von Probanden mehrere Gedächtnisaufgaben, ließ dann die eine Hälfte der Gruppe ein Nickerchen machen und hielt die andere Hälfte wach. Am Abend ließ er die gesamte Gruppe nochmals lernen. Die Mittagsschläfer hatten die erste Lektion messbar besser verinnerlicht und waren bei der zweiten Lektion lernbereiter. Und mehr noch: Die Schlaf-EEG-Kurven zeigten, dass die Probanden umso lernfähiger waren, je mehr Spindeln im Leichtschlaf durch ihr Gehirn liefen. Walker sah, dass die Spindeln die Zwiesprache zwischen Großhirnrinde und *Hippocampus* förderten – wie sie es in unserer Nacht bereits um 23.30 Uhr getan haben. »Wir brauchen Schlaf nicht nur nach dem Lernen, um unsere Erinnerungen zu festigen«, sagt Walker, »sondern auch vor dem Lernen, um am nächsten Tag neue Informationen aufnehmen zu können.«

Das Gehirnnetzwerk ist im Leichtschlaf in einem ähnlichen Zustand wie im REM-Schlaf. Die Fernverbindungen zwischen den Gehirnarealen sind wieder geschlossen, das gehirnweite Netz ist erneut geknüpft. Doch das Bewusstsein bleibt auf Sparbetrieb. Großhirnrinde und *Thalamus*, die mutmaßlichen Hauptakteure des Bewusstseins, sind im Leichtschlaf weniger aktiv als im REM-Schlaf und im Wachen. Die Fähigkeit des Gehirnnetzwerks, Informationen zu integrieren, bleibt gering.

Zähneknirschen weckt die Mitschläfer

Der Leichtschlaf ist auch der Zustand, in dem die Schläfer am häufigsten mit den Zähnen knirschen. Warum sie das tun, ist eines der vielen ungelösten Rätsel der Schlafforschung. Stress gilt als ein Auslöser. Frauen knirschen häufiger als Männer. Bei Kindern, deren Zähne gerade erst gewachsen sind, hat das Knirschen noch einen Sinn, denn es sorgt dafür, dass die Zahnreihen beim Zubeißen gut aufeinanderpassen. Bei Erwachsenen wirkt es dagegen zerstörerisch. Der Kiefer wird vom stärksten Muskel im Körper bewegt. Wenn dieser Muskel die Zähne immer wieder mit voller Kraft aufeinanderpresst, ruiniert er sie letztlich. Nächtliches Zähneknirschen kann sogar so laut sein, dass es die Mitschläfer weckt. Wer morgens Beschwerden darüber hört, Kieferschmerzen spürt oder Absprengungen an seinen Zähnen feststellt, sollte sich vom Zahnarzt unbedingt eine Beißschiene anfertigen lassen. Allerdings vermeidet er damit nur die Folgen des nächtlichen Trockenkauens. Die Ursachen liegen oft ganz woanders. Zähneknirschen kann ein Hinweis auf verborgene psychische Spannungen sein: Verbissenheit. Solch einen Hinweis sollte man nicht weniger ernst nehmen als die Gesundheit seiner Zähne.

4.00 Uhr. Am physiologischen Tiefpunkt. Minimale Temperatur, maximaler Melatoninpegel

Physiologisch gesehen ist jetzt allertiefste Nacht: Die Zirbeldrüse hat den Melatoninspiegel auf seinen Tageshöchststand gebracht – und die Körpertemperatur auf den Tiefststand. Nie sonst im Tageslauf sind wir dem Tod physiologisch so nah, und zu keiner anderen Uhrzeit sterben so viele Menschen.

98 Prozent der Menschen schlafen jetzt, die höchste Quote im Tageslauf. Die restlichen zwei Prozent kämpfen mit der Schläfrigkeit. Oft fallen sie in Mikroschlaf: Sie dämmern für Sekunden weg, wachen dann wieder auf. Nicht immer bemerken sie es.

Die Standard-Messmethode für Schläfrigkeit ist der psychomotorische Vigilanztest. Dabei sitzen Frauen und Männer üblicherweise für ein paar Minuten vor einem Computerbildschirm und müssen so schnell wie möglich eine Taste drücken, sobald etwas auf dem Schirm aufleuchtet. Schon eine halbe Sekunde Verzögerung gilt als Indiz für einen Mikroschlaf.

Schläfrigkeit am Steuer

Solche psychomotorischen Vigilanztests messen die Fähigkeit, über längere Zeit ununterbrochen aufmerksam zu bleiben – also eine Fähigkeit, auf die es für Piloten, Fernfahrer, Astronauten und Chirurgen entscheidend ankommt. Es ist auch die Fähigkeit, die man braucht, um einen Absatz schon beim ersten Lesen zu verstehen statt erst beim fünften und um bei langen Meetings bei der Sache zu bleiben. Wer ausgeschlafen ist, besteht solche Tests leichthin. Mit Schlafdefizit wird das Ganze jedoch schnell schwierig.

Jetzt, am physiologischen Tiefpunkt, erzielen Probanden in psychomotorischen Vigilanztests die schlechtesten Ergebnisse. In Fabriken unterlaufen Schichtarbeitern nun die meisten Fehler, Autofahrern auf den nächtlichen Straßen die meisten Unfälle. In Labortests zeigen Probanden schon nach drei Stunden simulierter Nachtfahrt so schlechte Werte in Aufmerksamkeits- und Reaktionstests wie mit 0,8 Promille Blutalkohol. Zwei Sekunden Mikroschlaf am Steuer genügen, um in den Gegenverkehr zu steuern. Fachleute schätzen, dass ein Fünftel aller Unfälle in Industriestaaten mit Schläfrigkeit in Zusammenhang steht. Das ist so hoch wie der Anteil der Alkoholunfälle. Wer sich angetrunken ans Steuer setzt, verliert den Führerschein. Wer unausgeschlafen fährt, kommt bisher davon.

4.30 Uhr. Schlafentzug.
Warum brauchen wir Schlaf?
Und wie viel?

San Diego, 7. Januar 1964: Wer an jenem frühen Januar-morgen im dunklen San Diego auf die zwei Männer getrof-fen wäre, die dort durch die Straßen schlenderten, hätte sich wohl nichts dabei gedacht, außer vielleicht, dass die Uhrzeit arg ungewöhnlich für einen Spaziergang ist. Er hätte die Männer, William Dement (35) und Randy Gard-ner (17), vielleicht für Onkel und Neffen gehalten. Kaum etwas an ihrem Verhalten hätte ihn darauf hingewiesen, dass Gardner länger wach war als Dement. Deutlich län-ger – so lange wie kaum ein Mensch zuvor: seit fast zehn Tagen.

Randy Gardner, Highschool-Schüler in San Diego, war dabei, den Weltrekord im Dauerwachbleiben zu bre-chen. Für Gardner, selbstbewusst, unternehmungslus-tig und nach eigenen Worten »mit einem Hang zum Gel-tungsdrang«, hatte es als Spaßidee begonnen. Mit seiner Dauerwache wollte er Eindruck machen bei der Greater San Diego High School Science Fair. Er gewann zwei Freunde dafür, ihn schichtweise zu unterstützen. Seine Eltern waren zwar nicht begeistert, aber einverstanden. Sein Vater, ein ehemaliger Soldat, bestand allerdings da-

rauf, dass sein Sohn sich während des Versuchs regelmäßig im Marine-Krankenhaus untersuchen ließ, um
Gesundheitsschäden zu vermeiden. Anfangs interessierte
sich niemand für Gardner. Dann kam die Presse, und
schließlich auch die Wissenschaft. William Dement, auf-
steigender Star der Schlafforschung, Schüler des großen Nathaniel Kleitman in Chicago und Mitentdecker des
REM-Schlafs, reiste aus Stanford an, betreute und beobachtete Gardner. Auf den ersten Blick schien das Ganze
für Gardner ein Kinderspiel zu sein. Er und Dement gingen in jener letzten Nacht des Versuchs in ein Restaurant,
das rund um die Uhr geöffnet hatte, und lieferten sich ein
Duell am Flipper-Automaten. Gardners Hände zitterten,
seine Oberarme zuckten manchmal, aber die Koordination
seiner Finger blieb gut. Er gewann sogar gegen Dement.
Dann zogen die beiden weiter – Basketball spielen.

Für Dement war dieser Rekordversuch eine seltene
Gelegenheit, die Folgen schweren Schlafentzugs zu untersuchen. Es gibt Berichte über Experimente russischer Forscher in den späten 1940er-Jahren, bei denen Versuchspersonen 15 Tage lang mit einem stimulierenden Gas
in einem versiegelten Tank wachgehalten wurden. Doch
solche Versuche, in denen die Probanden schweren Qua-
len und hohen Gesundheitsgefahren ausgesetzt werden,
gelten als grob unethisch. Die Pioniere der Schlafforr-
schung testeten deshalb sich selbst. Dements Lehrer
Nathaniel Kleitman, der erste hauptberufliche Schlafforscher, schaffte es, sich fünf Tage und Nächte wach zu halten, bevor er der Müdigkeit nachgab.

Sechs Jahre vor Gardner hatte Dement schon einmal
einem öffentlichen Dauerwachversuch beigewohnt: Ein

Radio-Discjockey namens Peter Tripp blieb in einer Glaskabine auf dem Times Square in New York unter den Augen des Publikums 201 Stunden lang wach und auf Sendung. Tripp litt währenddessen unter schweren Halluzinationen. Einmal hielt er Dement für einen Leichenbestatter, der gekommen war, um ihn lebendig zu begraben. Tripp erholte sich nie von diesem Versuch, er verlor seinen Job und seine Frau. Und Dement sah sich in seiner Theorie bestätigt, dass Traumentzug in den Wahnsinn führt. Doch dann wurde bekannt, dass Tripp bereits vorher psychiatrisch auffällig gewesen war und seine Dauersendung nur mit kräftiger Hilfe von Amphetaminen und anderen Aufputschmitteln durchgehalten hatte.

Als der schlaflose Randy Gardner ihn am Flipper und beim Basketball schlug, änderte Dement seine Meinung, dass Traummangel den Geist zerstört. Es gab einige Wachweltrekorde vor und nach Gardner, doch keiner davon hat eine vergleichbar hohe Bedeutung in der Wissenschaftsgeschichte erlangt.

Süße Donuts und zugeschwollene Nase

Schon am zweiten Tag seines Versuchs hatte Gardner Schwierigkeiten damit, seine Augen scharf zu stellen. Die Lider wurden ihm schwer und er musste den Fernseher abschalten. Dennoch blieb er guten Mutes, wurde geradezu euphorisch – bis zum vierten Tag. Dann verdüsterte sich seine Stimmung, seine Sinne benebelten sich, er wurde reizbar und aggressiv.

Der betreuende Militärarzt John Ross notierte Ausfälle des Kurzzeitgedächtnisses, schleppende Sprache und Wahrnehmungsstörungen. Gardner halluzinierte ein drückendes Band um seinen Kopf. Und es wurde immer schlimmer: Er verwechselte ein Straßenschild mit einem Menschen und sich selbst mit dem damals berühmten Football-Runningback Paul Lowe. In einem Garten sah er Pflanzen, wo keine waren. Seine Sprache löste sich zu einem weichen Lallen auf und er konnte kaum einen Satz mehr vollenden, kaum einen Gedanken zu Ende denken. Die frühen Morgenstunden waren mit seinen völlig ausgetrockneten Augen und der zugeschwollenen Nase am schwersten zu überstehen. Gardner entwickelte ein starkes Misstrauen gegen die Menschen um ihn herum, doch seine Entschlossenheit blieb. Er hielt durch. Ab und zu huschte sogar ein Lächeln über sein maskenhaftes Gesicht. Kalte Duschen und Spaziergänge erwiesen sich als die besten Mittel, um wach zu bleiben. Dement unterhielt ihn mit lauter Musik, süßem Gebäck, Basketball und Flipper. Wenn Gardner auf die Toilette musste, ließ Dement ihn durch die Tür sprechen, um zu verhindern, dass er dort einnickte. Bis zum Schluss konnte Gardner sicher gehen und stehen. Im Gegensatz zu Tripp kam er ohne einen Schluck Kaffee oder andere anregende Mittel aus.

Schließlich wurde der Schlafdruck auf Gardner übermächtig. Nach 264 Stunden ohne Schlaf, also auf die Stunde genau nach elf Tagen, gab er ihm nach. Nach seinem Rekord gab er noch eine Pressekonferenz, die er ohne Sprachaussetzer meisterte. Dann wurde er ins Marine-Krankenhaus gebracht, wo er nach einer kurzen Untersuchung einschlief und nach 14 Stunden und 40 Minuten wieder aufwachte – ausgeschlafen. In der nächsten Nacht schlief er vier Stunden mehr als gewohnt, in der dritten Nacht zweieinhalb. Das genügte Gardner, um wieder in seinen alten Rhythmus zu finden.

Bis heute analysieren Schlafforscher den Verlauf seiner Rekordwache und staunen darüber, wie gut Gardner die Tortur überstand. Sein Puls und Blutdruck blieben die ganze Zeit stabil, seine Körpertemperatur sank um ein Grad Celsius, also unbedenklich. Das EKG zeigte leichte Unregelmäßigkeiten, die aber am zweiten Tag nach dem Ende des Versuchs verschwanden. Trotz seiner Wahnvorstellungen hatte er nie den Kontakt zur Wirklichkeit verloren. Die Theorie, dass Schlafentzug in die Psychose führt, war damit widerlegt. Randy Gardner hatte sich in der Wissenschaftsgeschichte verewigt – und er bekam, was er mit der Rekordwache erreichen wollte: eine Auszeichnung auf der Greater San Diego High School Science Fair. Heute lebt er noch immer in San Diego. Seit dem Januar 1964 hat er keine Nacht mehr durchwacht.

Gardners Rekord hielt allerdings nicht lange. Ein paar Wochen später soll der amerikanische Student Jim Thomas 266,5 Stunden wach geblieben sein, der Finne Toimi Soini sogar 276 Stunden. Das Guinness-Buch der Rekorde verzeichnete lange die Engländerin Maureen Weston als Rekordhalterin, die im April 1977 bei einem Schaukelstuhl-Wettbewerb fast 19 Tage lang schaukelte. Wie Gardner bekam sie Halluzinationen und Paranoia, lallte nur noch, statt zu sprechen. Aber auch sie erlitt keine bleibenden Gesundheitsschäden. Zweifler behaupten allerdings, Weston habe nachts doch für zwei Stündchen in ihrem Schaukelstuhl geschlafen.

Das Guinness-Buch der Rekorde führt inzwischen keinen Eintrag mehr zum Dauerwachbleiben, weil die Herausgeber nicht mehr dulden wollen, dass die Rekordjäger ihr Leben aufs Spiel setzen. Deshalb ist es schwierig, sicher zu sagen, wo gerade der Rekord steht. Im Jahr 2007 kündigte der amerikanische Aktionskünstler David Blaine einen neuen Weltrekordversuch an, sagte ihn dann aber aus Angst um seine Gesundheit ab. Im selben Jahr übertraf der Engländer Tony Wright die Dauerwache Gardners um zwei Stunden – in der Meinung, einen Weltrekord aufgestellt zu haben. Von Soini & Co. hatte er offenbar nie gehört. »Wer einen Rekord in Angriff nimmt, sollte sorgfältig recherchieren«, kommentierte dies ein Sprecher der Guinness-Buch-Redaktion, »sonst könnte hinterher die Enttäuschung groß sein.«

In akademischen Forscherkreisen kursieren plausible Gerüchte, dass Militärlabors im Geheimen noch weitaus längere Schlafentzugsexperimente unternommen haben. Sicher ist, dass das Militär viel dafür tut, um den Schlafbedarf der Soldaten zu vermindern. Ohne chemische Wachmacher hätten die Amerikaner ihre jüngsten Feldzüge so wohl nicht führen können. Ihre Bomberpiloten fliegen regelmäßig unter Modafinil. Das verzögert zwar das Müdigkeitsgefühl, aber es ersetzt nicht die Prozesse, derentwegen wir schlafen, wie die emotionale Verarbeitung von Erlebtem und die Prägung der moralischen Urteilskraft – Fähigkeiten, die gerade für Soldaten im Kampfeinsatz wichtig sind.

Gänzlich im Dunkeln liegt, was die Insassen der Folterkeller dieser Welt erleiden. Schlafentzug gehört schließlich zum Standardrepertoire der professionellen Peiniger. Im Unterschied zu anderen Zwangsmethoden hinterlässt es keine offensichtlichen Spuren und ist dennoch äußerst wirksam in seiner Brutalität. Während des Zweiten Weltkriegs nutzten es vor allem die Russen und Japaner in Gefangenenverhören. Der frühere israelische Ministerpräsident Menachem Begin erzählt in seinen Memoiren von seinem Schlafentzug in einem russischen Gefängnis: »Im Kopf des Gefangenen zieht ein Nebel auf. Sein Geist wird bis in den Tod ermüdet, seine Beine tragen ihn nicht mehr, und er hat nur noch ein Verlangen: schlafen. Wer dieses Verlangen erlebt hat, der weiß, dass nicht einmal Hunger und Durst damit vergleichbar sind.«

Das Militär und die Geheimdienste der USA wenden Schlafentzug heute vor allem gegen gefasste mutmaßliche Terroristen an. So beklagte Abu Subaida, der im Jahr 2002 verhaftete Anschlagsplaner des islamistischen Terrornetzwerks al-Qaida, er sei wochenlang mit lauter Musik in Endlosschleife aus knisternden Lautsprechern und kalten Wassergüssen auf einem Stuhl gefesselt wachgehalten worden. Die amerikanischen Behörden streiten gar nicht ab, dass Schlafentzug zu ihren Werkzeugen gehört. Unter George W. Bush wurde er als Teil der Verhörtechnik bei Terrorverdächtigen genehmigt. »Schlafentzug darf angewendet werden«, schrieb das U.S. Department of Justice 2002 an die CIA. Erklärtes Ziel ist, »dass die Person nicht mehr klar denken kann, und dass die Unannehmlichkeiten des Schlafentzugs sie dazu bringen zu kooperieren«. Wie lange sich die Qual im Einzelnen hinzog, darüber gehen die Angaben auseinander. Abu Subaida gab dem Roten Kreuz zu Protokoll, er habe zwei bis drei Wochen überhaupt nicht geschlafen.

Eine Hirnhälfte schläft, die andere wacht

Niemand weiß, wie lange Menschen wirklich wach bleiben können, ohne einen dauerhaften Schaden zu erleiden – und niemand weiß, welche dauerhaften Schäden überhaupt drohen. Es gibt auch nur wenige Studien darüber, was bei schwerem Schlafentzug im Gehirn geschieht. Bekannt ist immerhin, dass Menschen äußerlich wach bleiben können, in Bewegung mit offenen Augen, obwohl das EEG zeigt, dass sie Mikroschlaf-Episoden haben.

Ein genaueres Bild der Prozesse im schlafhungrigen Gehirn gibt eine Studie des jungen Forschers Vladyslav Vyazovskiy aus dem Team von Giulio Tononi an der University of Wisconsin – wieder mangels menschlicher Probanden mit Ratten. Vyazovskiy hielt die Ratten wach und maß die Aktivität einzelner Neuronen in verschiedenen Hirnregionen mit feinen Elektroden. Im Lauf der Zwangswache beobachtete er etwas Erstaunliches: Während die Ratten wach und rege blieben, klinkten sich einzelne Neuronen aus der Geschäftigkeit aus und fielen in den langsamen Rhythmus von Aktivität und Ruhe, der charakteristisch für Schlaf ist. Das war aber nicht der bekannte Mikroschlaf, in den wir Menschen sekundenweise fallen, wenn wir übermüdet sind. In diesen Mikroschlaf-Episoden schlafen Menschen und Ratten wirklich, sie verabschieden sich aus der Welt. Vyazovskiys Laborratten hingegen blieben rege und reagierten weiterhin auf Reize. Aber als die Stunden verstrichen, gaben mehr und mehr Teile ihres Gehirns dem Schlafdruck nach und schlummerten weg. Vyazovskiy beobachtete, wie sich die schlafenden Neuronen synchronisierten und in gemeinsames

Auf und Ab verfielen. Manche Neuronen schliefen ein, während ihre direkten Nachbarn wach blieben. Das hat wichtige Folgen für die Grundfrage, was Schlaf überhaupt ist: ein lokales Phänomen. Nicht nur das Gehirn als Ganzes kann schlafen, sondern auch seine Teile, bis hinunter zu einzelnen Gehirnzellen. Dies öffnet ein weites Zustandsspektrum zwischen Schlafen und Wachen – je nachdem, welche Areale des Gehirns gerade in welchem Zustand sind.

Ein teils waches, teils schlafendes Gehirn kennen die Forscher bereits von anderen Tieren. Delfine, Wale und Vögel schlafen abwechselnd mit je einer Gehirnhälfte, während die andere wach bleibt. Durch den Wachwechsel ihrer Gehirnhälften können Delfine fünf Tage ohne Beeinträchtigung ihrer kognitiven Fähigkeiten durchmachen, ohne müde zu werden. Zugvögel schlafen mit diesem Trick im Flug. Bei ihnen kann sogar eine Gehirnhälfte ausgeschlafen, die andere unausgeschlafen sein. Menschen und Ratten beherrschen diesen Trick nicht.* Um sich zu erholen, muss ihr Gehirn komplett schlafen. Das offenbarte auch der Versuch von Vyazovskiy. Er trainierte die Ratten darauf, nach Zuckerstückchen zu angeln. Je länger die Nager wach blieben, desto öfter verfehlten sie die Süßigkeit – nicht überraschend. Wenn aber zuvor ein Teil ihres Gehirns ein Nickerchen gemacht hatte, wurden die Ratten nicht besser, sondern schlechter. Schon ein kurzer Teilschlaf einer kleinen Gruppe von Neuronen genügte,

---

* Manche Forscher vermuten, dass früher alle Säugetiere mit halbem Gehirn schlafen konnten, einige von ihnen jedoch später diese Fähigkeiten zugunsten anderer Gehirnfunktionen verloren.

um die Wahrscheinlichkeit, dass die Ratte den Zucker erwischt, um ein Drittel sinken zu lassen. Im Gegensatz zu komplettem Schlaf hilft der Teilschlaf also nicht gegen Müdigkeit, sondern macht sogar noch müder. *Dormiveglia* (Schlafwachen) nennt Vyazovskiys Vorgesetzter Giulio Tononi diesen »klar dysfunktionalen« Mischzustand.

Irgendetwas zieht uns mit unwiderstehlicher Macht in den Schlaf. Aber was? Und warum? Giulio Tononi vertritt die Theorie, dass das Gehirn sich regelmäßig von der Welt abkoppeln und sein Neuronennetz lichten muss, weil es sonst unter all den neuen Eindrücken ersticken würde – davon war bereits um 23.30 Uhr die Rede. Aber diese Theorie ist noch spekulativ, und Tononi hat nicht alle Fachkollegen davon überzeugt.

Es spricht jedoch manches dafür, dass die wichtigsten Prozesse des Schlafs im Tiefschlaf von 23.30 Uhr stattfinden. Wenn Probanden im Labor entzogenen Schlaf nachholen dürfen, dann verweilt ihr Gehirn länger im Tiefschlaf. Er scheint ihm also mehr zu fehlen als andere Schlafphasen.

In Diskussionen über den Sinn des Schlafs taucht unvermeidlich Allan Rechtschaffen auf, der in den 1980er-Jahren an der Universität Chicago eine Reihe von Experimenten mit Ratten durchführte. Das Ziel war schlicht und brutal: Die Ratten so lange wie möglich wach halten und beobachten, was passiert.

Tiere sind nicht so leicht wachzuhalten wie Menschen, denn sie lassen sich nicht freiwillig darauf ein. Deshalb dachte Rechtschaffen sich einen perfiden Aufbau für sein Experiment aus: Er setzte je zwei Ratten in einem Becken mit kaltem Wasser auf eine Drehscheibe. Wenn die Ratten aufhörten, sich zu bewegen, senkte sich die Scheibe ins Wasser und die Ratten mit ihr. Ratten hassen aber Wasser, vor allem kaltes. Also rannten sie und rannten sie – tagelang, wochenlang. In den kurzen Laufpausen, die ihnen blieben, fraßen sie gierig, dennoch nahmen sie ab. Ihre Körpertemperatur geriet aus dem Gleichgewicht, ihr Fell wurde schütter, und sie entwickelten wunde Stellen, die nicht mehr heilten. Nach zwei Wochen starben sie dann. Das ist eine lange Zeit für eine Ratte, deren Leben nur ungefähr zwei Jahre dauert. Sie starben, weil sie nicht geschlafen hatten, folgerte Rechtschaffen. Also musste nur noch herausgefunden werden, woran die Ratten gestorben waren, um den Sinn des Schlafs zu ergründen. Doch zu ihrer großen Enttäuschung fanden Rechtschaffen und Kollegen keine klare Antwort. Vielleicht war die Todesursache Immunschwäche oder der Ausfall der Temperaturregulation. Doch das sind keine plausiblen Gründe, um zu schlafen, sondern Stresssymptome. Rechtschaffen hatte die Ratten unter extremen Stress gesetzt, um sie wachzuhalten. Und dieser Stress war tödlich, nicht der Schlafentzug.

Auf der Suche nach dem Zweck des Schlafs könnte ein Blick ins Tierreich helfen. Es gibt zig Millionen Tierarten in unvorstellbarer Vielfalt, aber sie alle haben etwas gemeinsam: Sie schlafen. Welche Art auch immer die Forscher untersuchten, sie fanden Zustände, die »Schlaf« genannt werden können. Eine reine Laune der Natur kann der Schlaf also nicht sein, sonst wäre er nicht so verbreitet. Alle Säugetiere, Vögel und Fische schlafen, selbst Insekten – und das, obwohl sie sich mit dem Erlöschen ihrer Wachsamkeit in Gefahr begeben.

Ein Forscherstreit tobt um den Ochsenfrosch. Allan Hobson, der Doyen der Schlafforschung, behauptete in den 1960er-Jahren, dass der Ochsenfrosch nicht schlafe. Andere Forscher widersprachen und wiesen darauf hin, dass auch der Ochsenfrosch Zeit in Ruhezuständen verbringe. Will man diese Phasen »Schlaf« nennen oder nur »schlafähnlich«? Es ist ein Streit um Worte.

Schlafen tun alle Arten, aber nicht alle gleich. Fadenwürmer haben Nervensysteme von ein paar hundert Zellen. Ihren Schlaf (*Lethargus* heißt er) mit unserem zu vergleichen wäre ebenso irreführend wie ein Vergleich ihres Gehirns mit unserem. Auf dem eisigen Grund des arktischen Meeres schlummern thermophile Bakterien über 100 Millionen Jahre – bestimmt nicht, um ihre Erfahrungen zu verarbeiten. Sie warten auf wärmere Temperaturen.

Kaltblütige Tiere schlafen anders als Säuger und Vögel, sie kühlen ab und erstarren. Träumen können sie nicht, zumindest nicht wie wir. Denn ihr Gehirn ist zu kalt für den Energie-intensiven REM-Schlaf. Erst mit der Entwicklung der Säugetiere aus den Reptilien wurde der Schlaf lebendig.

Schlammschnecken verbringen zehn Prozent ihrer Lebenszeit in Schlummer, fest an eine solide Oberfläche geheftet, die Muskeln entspannt, die Fühler eingezogen. Sie schlafen zwar nicht zu bestimmten Tageszeiten, haben aber einen Schlafrhythmus, der sich über zwei bis drei Tage erstreckt.

Walrösser bleiben über 80 Stunden am Stück im Wasser und schwimmen währenddessen ohne Pause. Dann schlafen sie sich richtig aus, bis zu 19 Stunden lang, im Wechsel zwischen Tiefschlaf und REM-Schlaf – meist an

Land, sonst an der Wasseroberfläche treibend oder für ein Nickerchen auf dem Grund.

Blindfische, die in tiefdunklen Höhlen leben, haben sich zu Meistern der Schlaflosigkeit entwickelt, sie kommen mit drei Stunden Schlaf pro Tag aus. Den Rest der Zeit brauchen sie, um in ihrer unwirtlichen Umgebung nach Nahrung zu suchen. Ihre Verwandten im Hellen gönnen sich täglich 13 Stunden Schlaf.

Ein Extremschläfer ist der bereits genannte indische Flussdelfin, der in schlammigen, reißenden Strömen lebt und ständig in Bewegung bleiben muss, um nicht auf den Boden gedrückt oder von herumtreibendem Holz gerammt zu werden. An längeren Schlaf ist dabei nicht zu denken, daher schlafen Flussdelfine nur minutenweise, während sie mit den Flossen weiterpaddeln – aber sie schlafen.

Sogar Taufliegen verbringen immer wieder ein paar Minuten ihres kurzen Lebens mit Schlafen – und zeigen dabei elektrische und biochemische Veränderungen der Gehirnaktivität, die denen beim Menschen ähneln. Zwar können ihre winzigen Gehirne keine Delta-Wellen oder Spindeln erzeugen. Aber offenbar reorganisieren auch sie ihr Gehirn im Schlaf. Werden sie im Labor wachgehalten, verhalten sie sich messbar unausgeschlafen.

Die Legende vom Küheschubsen

Wer nachts einmal in einem Kuhstall war, der mag sich vielleicht darüber gewundert haben, dass das Licht brennt – und es fast wie am Tag zuzugehen scheint: Muhen, Kauen, Trapsen. »Kühe brauchen kaum Schlaf«, erklärt der Bauer womöglich auf Nachfrage. Die wahre Erklärung ist allerdings wenig schmeichelhaft für ihn. Denn Kühe brauchen durchaus reichlich Schlaf – oder besser: bräuchten ihn. Doch manche besonders gewinnstrebende Landwirte wollen sie nicht schlafen lassen. Sie halten ihre Kühe auch nachts wach, um ihnen mehr Milch zu entlocken. Denn müde Kühe sind frustriert, fressen mehr und geben daher mehr Milch.

Eine weitere Legende hängt unseren bevorzugten Milchgebern an: Es heißt, sie schliefen im Stehen. Manche Landbewohner beeindrucken unbedarfte Städter sogar mit Geschichten vom »Küheschubsen«: nachts auf die Weide schleichen, wo die schlafenden Kühe stehen, ein beherzter Stups – und die Kuh liegt. Doch das ist pure Phantasie. Kühe können ihre Beine nicht versteifen wie Pferde und legen sich daher zum Schlafen hin.

Bei Säugetieren gilt die Regel: je kleiner, desto schläfriger. Elefanten kommen mit drei Stunden täglich aus, Hunde brauchen zehn Stunden, Katzen mehr als zwölf und Frettchen sogar über 14. Und Wühlmäuse sollten eigentlich Dösmäuse heißen, denn sie schlafen fast immer. Das liegt wahrscheinlich daran, dass kleinere Tiere einen schnelleren Stoffwechsel und eine höhere Körpertemperatur haben und daher mehr Ruhe brauchen. Je schneller ein Tier agiert, desto mehr Schlaf benötigt es.

Auffällig ist auch der Zusammenhang zwischen Schlaf und Lebensweise. Beutetiere schlafen kaum, oft nur in kurzen Schüben, bei einigen Arten wechseln die Hirnhälften sich mit dem Schlafen ab. Fledermäuse, die nur in der Dämmerung nach Insekten jagen, schlafen 22 Stunden pro Tag. Manche Tiere verschlafen gar den ganzen

Winter, nicht etwa, weil sie ein halbes Jahr Schlaf nachholen müssen, sondern weil sie sonst nichts zu fressen hätten.

In diesem Durcheinander erkennt der kalifornische Schlafforscher Jerome Siegel ein Prinzip: Menschen und Tiere schlafen, um ihre Effizienz zu steigern. Darin sieht Siegel auch die Antwort auf die große Schlaffrage. Schlaf ist eine Fähigkeit, keine Notwendigkeit. Lebewesen schlafen, weil sie es sich leisten können, und so viel sie es sich leisten können.

Gegen Siegels Theorie spricht allerdings, dass unser Schlaf – im Gegensatz zum Winterschlaf, den Tiere halten – kein sonderlich wirkungsvoller Energiesparmodus ist. Selbst im Tiefschlaf verbraucht das Gehirn noch die Hälfte seines Wachbedarfs. Acht Stunden Schlaf sparen nur so wenig Energie, wie in einer Tasse Milch steckt.

Die Frage nach dem Warum des Schlafs ist wohl deshalb so lange unbeantwortet geblieben, weil sie falsch gestellt ist. Vielleicht gab es einmal ein einfaches Darum, aber jetzt nicht mehr. Aus welchen Gründen auch immer der Schlaf vor Jahrmillionen oder Jahrmilliarden entstanden ist, sie sind im Grau der Vorzeit verschwunden. Evolutionsbiologisch gesehen muss man nicht lang nach Gründen suchen. Was sollten unsere Ahnen nachts, im Stockdunkeln auf einem Baum hockend, anderes tun als schlafen? Jede Aktivität hätte nur schaden können. Daher lieber ruhig halten und Energie sparen. Diese Gründe zu schlafen sind inzwischen natürlich entfallen. Dennoch schlafen wir und profitieren davon.

Die Evolution hat den Schlaf immer wieder neu zu nutzen verstanden, bei verschiedenen Tieren auf andere

Weise. Er ist ein Teil des Lebens, so vielfältig wie das Wachen. Warum wir schlafen? Wenn Nathaniel Kleitman, der erste reine Schlafforscher, danach gefragt wurde, dann sagte er: »Sagen Sie mir, welche Funktion der Wachzustand hat, dann werde ich Ihnen die Funktion des Schlafes erklären.« Wir schlafen, weil wir da sind. Weil wir Menschen sind.

Wenn wir aber nicht wissen, warum wir schlafen, ist es auch schwer zu sagen, wie viel Schlaf wir brauchen. Bei anderen Grundbedürfnissen, zum Beispiel Essen und Trinken, ist es klar: Was jemand mit seinem Stoffwechsel und seinen Bewegungen an Energie verbraucht, muss er mit Essen nachfüllen. Beim Schlaf ist jedoch überhaupt nicht klar, was verbraucht und nachgefüllt wird. Deshalb ist auch der Bedarf nicht so einfach zu bemessen.

Die traditionelle Sicht war: Schlaf ist lebensnotwendig. Ohne Schlaf sterben wir, glaubten die Mediziner, wie ohne Wasser oder ohne Nahrung. Das ist, was unser Gefühl uns sagt. Tatsächlich sterben psychiatrische Patienten, die von extremer Manie befallen sind und deshalb nicht mehr schlafen können, nach einigen Wochen. Auch Patienten mit fataler familiärer Insomnie (FFI), einer seltenen erblichen Prionenkrankheit, die meist in der sechsten Lebensdekade ausbricht, sterben nach qualvollen Wochen ohne Schlaf. Aber woran? Früher glaubten die Mediziner, dass die Schlaflosigkeit sie tötet. Heute vermuten sie, dass die Maniker an Erschöpfung sterben, die FFI-Patienten an der Degeneration ihres Gehirns. Die Schlaflosigkeit ist dabei nur ein Symptom, nicht die Wurzel ihres Leidens.

Der Mann, der nicht mehr schlief

Ein lebendiger Beleg dafür, dass Schlaf zwar guttut, aber nicht lebensnotwendig ist, saß im Frühjahr 1999 im Wartezimmer von Ulrich Voderholzer: der Fernmeldetechniker Konrad Vonderstraß. Ihm war einige Monate zuvor aufgefallen, dass er fast überhaupt nicht mehr schlief. Nachts lag er wach im Bett, starrte an die Decke und wartete vergeblich auf Schlaf. Auch tagsüber gelang ihm kein Nickerchen. Sein Kopf dröhnte, sein Gedächtnis, seine Koordination und sein Orientierungssinn ließen ihn immer öfter im Stich, aber er konnte einfach nicht schlafen. Als er Voderholzer erzählte, er habe fünf Monate nicht geschlafen, glaubte der Arzt ihm zunächst nicht. Nach der damaligen Lehrmeinung war das unmöglich. Jeder Schlafmediziner kennt zudem selbst diagnostizierte Insomniker, die sich dann im Labor als tadellose Schläfer erweisen. Doch bei Vonderstraß war es anders. Das Somnogramm zeigte, dass er tatsächlich nicht mehr schlief – oder kaum mehr: »Nach neun Tagen hatte er nur ein paar Minuten gedöst«, berichtet Voderholzer. Seine erste Vermutung war, dass Vonderstraß an familiärer fataler Insomnie litt. Aber der Gentest fiel negativ aus. Schließlich fand er durch Zufall des Rätsels Lösung. Vonderstraß hatte sich Jahre zuvor Morbus Whipple eingefangen, eine bakterielle Darminfektion. Die Erreger waren in sein Gehirn gedrungen und hatten dessen Schlafzentren befallen. Als Voderholzer ihm ein hirngängiges Antibiotikum verabreichte, kam der Schlaf zurück. Heute schläft Vonderstraß immerhin vier bis sechs Stunden pro Nacht. Er leidet allerdings noch immer unter Gedächtnisstörungen und ist

Frührentner. Sein Körper überstand die Tortur erstaunlich gut – was einmal mehr zeigt, dass wir für den Geist schlafen, nicht für den Körper.

Lange galt »acht Stunden täglich« als allgemeine Faustregel für den Schlafbedarf. Aber dann überprüfte der Psychiater Daniel Kripke von der University of California diese Vorgabe. In den Jahren 1982 bis 1988 untersuchte er den Zusammenhang von Schlaflänge und Sterblichkeit an mehr als einer Million Amerikanern. Das Ergebnis verblüffte die Fachleute und kippte die Achtstundenregel. Die niedrigste Sterblichkeitsrate gab es bei jenen Menschen, die zwischen sechs und sieben Stunden schliefen. Schon bei acht Stunden stieg die Sterblichkeit um zwölf Prozent. »Für die Gesundheit muss man nicht länger als sechseinhalb Stunden schlafen«, konstatierte Kripke.

Seitdem ist »sieben Stunden« die übliche Empfehlung für den Schlafbedarf. Aber die Deutung von Kripkes Studie bleibt umstritten. Was ist dabei Ursache und was ist Wirkung? Ist es gesund, etwas weniger zu schlafen, oder brauchen gesunde Menschen weniger Schlaf? Es ist so ähnlich wie bei Joggingschuhen: Ihre Käufer sind sicherlich im Durchschnitt gesünder als die Käufer von Therapieschuhen. Aber der Kauf von Joggingschuhen macht nicht gesund.

Beim Schlafen kommt es ohnehin eher darauf an, was er von einem Tag auf den anderen mit uns macht. »Unser Schlafbedarf ist gerade das, was wir brauchen, um tagsüber nicht schläfrig zu sein«, definiert der Psychophysiologe Jim Horne von der Loughborough University. Das klingt ein bisschen tautologisch: Wir brauchen

so viel Schaf, wie wir brauchen. Und so ist es auch gemeint. Aber eine bessere Antwort haben die Schlafforscher nicht.

Alles über fünf Stunden galt als Luxus

Bis zum Ende der 1990er-Jahre war die Theorie verbreitet, dass Menschen nur fünf Stunden Schlaf brauchen, um
ihre geistige Leistungskraft zu erhalten. Alles über diese
fünf Stunden »Kernschlaf« hinaus galt als »Luxusschlaf«:
angenehm, aber nicht unbedingt notwendig für die Hirnfunktion. Doch dann verfeinerten die Forscher ihre Mess-
methoden. Sie überwachten den Schlaf ihrer Versuchspersonen im Labor, statt sie nach Hause zu schicken, und
prüften ihre Aufmerksamkeit und mentale Frische mit
Reaktionstests, Gedächtnistests und Logikaufgaben.

Eine wegweisende Studie zum Schlafbedarf stammt von
David Dinges, dem Leiter des Schlaflabors des Kranken-
hauses der Universität Pennsylvania. Dinges teilte seine
Probanden in drei Gruppen ein, die er über zwei Wochen
vier, sechs oder acht Stunden pro Nacht schlafen ließ,
und unterzog sie mehrmals täglich Kognitionstests und
psychomotorischen Vigilanztests, wie wir sie um 4.00 Uhr
kennengelernt haben. Nach der ersten Nacht fand er nur
geringe Unterschiede. Doch dann verschlechterte sich die
Leistung der Probanden, die nur vier oder sechs Stunden schlafen durften, von Tag zu Tag, während das Niveau
der Achtstundenschläfer konstant hoch blieb. Am sechsten Tag nickten die Vierstundenschläfer vor dem Computer ein. Zum Schluss machten sie fünfmal so viele Fehler

wie zu Beginn. Die Sechsstundenschläfer schnitten etwas besser ab, aber auch nicht gut. Am Ende der zweiten Woche glichen ihre Testergebnisse denen von Betrunkenen. Andere Studien bestätigen Dinges' Befund. Für volle Geistesleistung brauchen die meisten Menschen mindestens sieben Stunden Schlaf.

Wer sich den Schlaf verbietet, den er braucht, dem droht auf Dauer geistiger Verfall. Ein Team europäischer Mediziner, geleitet von James Ferrie vom University College in London, hat verfolgt, wie Veränderungen in der Schlafdauer sich über fünf Jahre hinweg auf die sprachlichen und kognitiven Fähigkeiten auswirken. Siebenstundenschläfer standen geistig am besten da. Die Probanden, die weniger als sechs Stunden oder mehr als acht Stunden schliefen, bauten geistig deutlich messbar ab.

Selbstverständlich finden sich immer Ausnahmen. Es gibt Langschläfer, die erst bei neun Stunden Nachtruhe aufleben. Und es gibt ebenso Kurzschläfer, die mit weniger als sechs Stunden auskommen – manche von ihnen sogar nur mit zwei Stunden. Wie sie das schaffen, ist ein Rätsel. Irgendwie gelingt es ihnen, den Aufbau des Schlafdrucks im Wachen flach zu halten: Bei ihnen sammeln sich im Wach-EEG weniger langsame Wellen an, wenn sie aufbleiben. Dafür scheinen sie effizienter zu schlafen, sie sinken tiefer, ihr Schlaf-EEG zeigt also mehr langsame Wellen.

Gibt es einen Trick, den man den Kurzschläfern abschauen könnte? Es sieht nicht so aus. Keine Trainingsmethode, kein Wirkstoff für Kurzschlafen ist bisher bekannt. Es scheint in den Genen zu liegen. Kurzschläfer – ebenso wie Langschläfer – sind in Familien versammelt.

Oft zeigt sich schon in ihrer Kindheit, dass ihnen wenig Schlaf genügt. Sie gehen um Mitternacht ins Bett und sind schon um vier Uhr ausgeschlafen. Es sind Menschen von einem ganz bestimmten Schlag: energisch, optimistisch, ehrgeizig. Viele von ihnen sind außergewöhnlich erfolgreich. Die Popsängerin Madonna gehört beispielsweise zu ihnen, sie schläft ganze vier Stunden pro Nacht. Dem ehemaligen amerikanischen Präsidenten Bill Clinton genügen fünf Stunden.

Der Anteil der Kurzschläfer an der Bevölkerung ist unklar. Vielleicht ist es ein Prozent, vielleicht sind es drei. Sicher ist nur: Viele Menschen, die sich für Kurzschläfer halten, sind es in Wirklichkeit gar nicht. Sie schlafen zwar wenig, sind aber chronisch unausgeschlafen. In der Studie von David Dinges zeigte sich, dass Menschen miserabel darin sind, ihre Beeinträchtigungen durch Schlafentzug einzuschätzen. Nach ein paar Tagen berichteten die Probanden in den Gruppen, die vier oder sechs Stunden schlafen durften, über leichte Schläfrigkeit. Aber sie behaupteten auch, dass sie sich an den neuen Rhythmus angepasst hätten. Selbst nach den vollen zwei Wochen bestanden sie darauf, dass ihre Schläfrigkeit sie nicht beeinträchtige – obwohl ihre Testergebnisse abgesackt waren.

Eine mögliche Erklärung dafür, warum wir unsere eigene Schläfrigkeit so schlecht einschätzen können, gibt die Rattenstudie von Vladyslav Vyazovskiy und Giulio Tononi: Teile des Gehirns entschlummern, ohne dass der Rest es bemerkt. Das Gehirn weiß also nicht, dass es schon halb schläft.

Der japanische Schriftsteller Haruki Murakami beschreibt in seiner Novelle *Schlaf* die subtile Wirkung der

Schlaflosigkeit auf eine Hausfrau und Mutter. Sie fühlt sich wach, aufmerksam und belebt. Sie bemerkt nicht, und auch der Leser bemerkt es zunächst nicht, wie ihr die Wirklichkeit langsam entgleitet, wie sie sich von Mann und Sohn entfremdet und dem Alkohol verfällt. Sie nimmt es nicht wahr, weil sie mit dem Kontakt zur Außenwelt auch das Gefühl für sich selbst verliert. Vielleicht liegt darin die Antwort auf die Frage nach dem Sinn des Schlafs: Wir schlafen, um unser Gefühl für uns selbst zu erhalten. Dazu brauchen wir regelmäßig Ruhe vor uns selbst.

5.30 Uhr. Klarträumen.
Das Bett wird zum Bewusstseinslabor

Der kleine Stephen liebte Abenteuerserien. Damals, in den 1950er-Jahren, ging man noch jede Woche ins Kino um die Ecke, um sie zu sehen. Eines Tages fand Stephen eine Möglichkeit, sie zu sich nach Hause zu holen – gratis ins Bett. Er erwachte aus einem Traum, in dem er ein Unterwasserpirat gewesen war. Stephen war begeistert und nahm sich vor, in der nächsten Nacht in den Traum zurückzukehren und die Geschichte weiterzuträumen – die nächste Folge seiner ganz privaten Serie. Er schaffte es. Und noch mehr. Im Traum war ihm bewusst, dass er träumte. Er war gleichzeitig Regisseur und Schauspieler.

Stephen LaBerge hatte seinen ersten »luziden« Traum gehabt, ohne das Wort zu kennen. Kaum jemand kannte es damals. Schon normale Träume galten als fragwürdiges Phänomen, seit der Behaviorismus sie verfemt hatte. Luzide Träume, auch Klarträume genannt, also Träume, in denen der Träumer sich seines Traumzustands bewusst ist? Das mussten Hirngespinste von Okkultisten und Esoterikern sein.

Auch LaBerge ließ die Klarträume mit seinem Kinderspielzeug in der Vergangenheit zurück. Er studierte Mathematik in Arizona, erwies sich als Überflieger, wechselte Fach und Ort und wandte sich der chemischen Physik an der Elite-Universität Stanford zu. 1967 dann gab es in Kalifornien den Summer of Love, und diese Hippie-Welle erfasste auch LaBerge. In einem Workshop, gehalten von einem Buddhisten aus Tibet, hörte er von der Fähigkeit der Zen-Meister, einen 24-stündigen Schlaf-wach-Zyklus in vollem Bewusstsein seiner selbst zu durchleben. Ein paar Nächte später fand LaBerge sich im Himalaya wieder, bei der Besteigung des K2. Er stellte fest, dass er nur ein T-Shirt trug, und das in dichtem Schneetreiben. Doch warum fror er nicht? »Plötzlich verstand ich, dass ich träumte«, erzählte er später. »Ich breitete die Arme aus, sprang in die Luft und flog davon.« Er segelte den Hang hinab, statt mühsam abzusteigen, und wachte begeistert auf. Es war LaBerges erster Klartraum seit seiner Kindheit. Und es war nicht der letzte. Nun begann er, systematisch mit Klarträumen zu experimentieren. Er wandte sich daraufhin vom Hochschulbetrieb ab, um sich, wie er es später nannte, der »Suche nach dem Heiligen Gral des Hippietums« zu widmen: der Bewusstseinserweiterung. Zehn Jahre blieb er der Academia fern, offiziell gibt er an, in dieser Auszeit »psychopharmakologische« Studien betrieben zu haben. Dann kehrte er zurück, mit dem Ziel, die Klarträume in Reichweite der Wissenschaft zu holen.

Klarträume geisterten seit Jahrtausenden durch die Literatur, aber vor LaBerge hatte sich niemand mit naturwissenschaftlichen Methoden an sie gewagt. Schon in Aristoteles' Abhandlung De insomniis (Über Träume) aus dem vierten vorchristlichen Jahrhundert lassen sich Andeutungen auf Klarträume herauslesen. Seit einem Jahrtausend entwickelt sich in Tibet das Traumyoga, in dem der Schlafende erkennen lernt, dass er gerade träumt, und

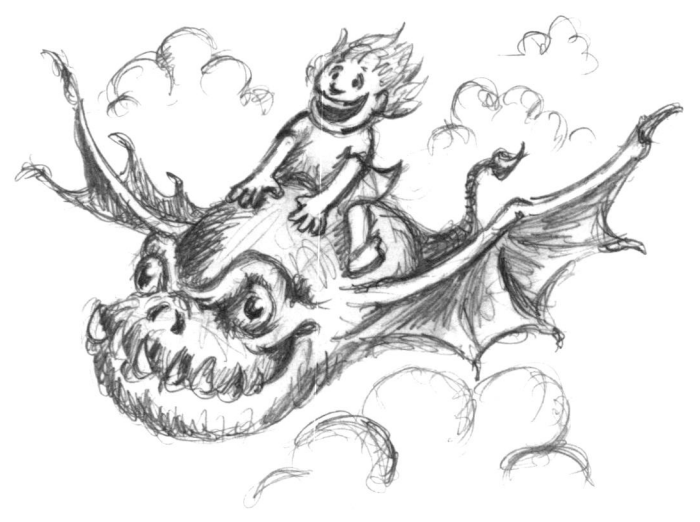

den Traum dann lenkt. Für Buddhisten ist es eine Art der Erleuchtung. In der Seele wie im Meer: Je tiefer man taucht, desto schwieriger ist es, bei Bewusstsein zu bleiben. Die Meister des Traumyoga sind seelische Tieftaucher. Die besten unter ihnen schaffen einen vollen Schlafzyklus vom Einschlafen bis zum Aufwachen bei Bewusstsein.

Auch die Naturforscher des aus dem Mittelalter erwachten Europa beschäftigten sich mit Klarträumen. René Descartes (1596–1650) erwähnt sie. Im Jahr 1867 schrieb der Marquis d'Hervey de Saint Denis, Franzose, Sinologe und versierter Klarträumer, seine nächtlichen Bewusstseinshöhenflüge in dem Buch *Les rêves et les moyens de les diriger* (Die Träume, und wie sie zu steuern sind) auf. Der Pionier der Oneirologie wagte es jedoch noch nicht, seinen Namen auf das Buch drucken zu lassen. Daher erschien es anonym. In dem Werk beschrieb er »Träume, in denen sich der Träumer völlig bewusst ist, dass er träumt«. Den Ausdruck »luzider Traum« verwendete auch Hervey de Saint Denis noch nicht. Der niederländische Psychiater Frederik van Eeden prägte ihn, der von 1898 bis 1912 ein Nächtebuch mit 352 Klarträumen geführt und im Jahr darauf einen Aufsatz über das Phänomen veröffentlicht hatte. Dieser Aufsatz erschien wieder 1969 im Sammelband *Altered States of Consciousness*, herausgegeben vom kalifornischen Psychologieprofessor Charles Tart. So landeten die luziden Träume im Hippie-Kanon.

Dem akademischen Establishment galten Klarträume weiterhin als ganz und gar verruchtes Zeug. Forscher, die akademische Karriere machen wollten, ließen lieber die Finger von dem, was sie für drogeninduzierte Wahnvorstellungen hielten. Sie behaupteten, dass die vermeintlichen Klarträumer in Wirklichkeit kurz aufgewacht waren und sich eingebildet hatten, noch zu träumen. Auch William Dement, der Pionier der modernen Schlafforschung und Gründer des allerersten Schlaflabors, war skeptisch, als Stephen LaBerge zu ihm an die Stanford University kam und fragte, ob er Dements Labor für sein Dissertationsprojekt nutzen dürfe. Für LaBerge war es keine Frage, dass es Klarträume gibt. Schließlich hatte er sie ja erlebt. Und er war entschlossen, sie experimentell dingfest zu machen.

Die erste Verbindung zwischen Traumwelt und Wirklichkeit

Es spricht für Dements offenen Geist, dass er trotz seiner Skepsis LaBerges Plan unterstützte und ihm sogar einen seiner Mitarbeiter zur Seite stellte, den etwas erfahreneren Lynn Nagel. »Ohne Lynn hätte ich es vielleicht nicht geschafft«, meint LaBerge, »er hat mir beigebracht, wie man Schlafaufzeichnungen macht.« Der Versuchsschläfer sollte mit einem Polysomnografen verkabelt werden, um seine elektrischen Hirnwellen, seinen Muskeltonus und seine Augenbewegungen zu messen. Routine in Schlaflabors. Aber was LaBerge und Nagel sich vorgenommen hatten, war weitaus kniffliger. Wie sollten sie nachweisen, dass der Schläfer tatsächlich luzide geworden war? LaBerge entschloss sich zum Selbstversuch, denn er wusste, dass er im Klartraum gezielt seine Augen rollen konnte. Am Freitag, dem 13. Januar 1978, gelang es. Nach siebeneinhalb Stunden Schlaf bemerkte er plötzlich, dass er gerade nichts sehen, hören oder fühlen konnte. Er schlief also. Dann fiel ihm ein, dass er im Labor lag und warum er dort lag. Mit vorher eingeübten Augenbewegungen gab er aus dem Klartraum heraus Signale an Nagel, der über seinen Schlaf wachte. Links, rechts, links, rechts. Die Instrumente zeichneten es schwarz auf weiß auf: die erste Verbindung zwischen Traumwelt und Wirklichkeit. William Dement sah sich genau an, was LaBerge und Nagel gemessen hatten, und es überzeugte ihn. LaBerge schrieb daraufhin seine Doktorarbeit, veröffentlichte Aufsätze und hielt Vorträge bei Fachkonferenzen. Doch er stieß immer wieder auf Widerstand. Die beiden führenden Wissenschaftsmagazine *Nature* und *Science* lehnten sein erstes Paper zur Veröffentlichung ab. Später erschien es doch. Die Schlafforscher, von denen damals viele nicht einmal an normale Träume glaubten, konnten die Klarträume nicht mehr ignorieren.

Seither hat sich die Diskussion komplett gewandelt: Klarträume sind salonfähig geworden. Selbst die Eminenzen des Fachs nehmen sie ernst. Allan Hobson, der »Gottvater der Schlafforschung« – so ein Kollege über ihn –, leugnete lange, dass es Klarträume überhaupt gibt. Inzwischen ist er umgeschwenkt, schreibt Forschungsarbeiten über sie und pflegt selbst das Klarträumen.

Die Entdeckung der Klarträume war ein Meilenstein der Schlafforschung. Denn die Erforschung des REM-Schlafs hatte gezeigt, dass Schlafen ein lebendiger Zustand ist. Aber die Untersuchung des Klartraums erwies, dass Schlafen auch ein bewusster Zustand ist. Das ist nicht nur eine wichtige Erkenntnis über das Schlafen, sondern auch über das Bewusstsein. Auch abgekoppelt von der Außenwelt, ganz in uns gekehrt, können wir zu klarem, ungetäuschtem Bewusstsein gelangen.

Klarträumen ist ein unvergleichliches Erlebnis: die ultimative virtuelle Realität. Grundsätzlich kann jeder klarträumen und seine Vorstellungskraft nach Herzenslust ausleben. Es ist ein Freiflug der Phantasie. Klarträumen ist aber nicht nur ein Riesenspaß, sondern auch von therapeutischem Nutzen und wissenschaftlichem Wert für Psychologen, Neurowissenschaftler und Philosophen. Es wirft ein neues Licht auf den wundersamen Vorgang in unserem Gehirn, den wir Bewusstsein nennen. Bewusstsein – ein Rätsel, das die Denker seit Urzeiten umtreibt.

Was ist das, Bewusstsein? Gibt es das überhaupt? Oder ist es nur Einbildung? Falls ja, wer bildet es sich ein? Einbilden ist schließlich auch ein Bewusstseinsakt. Es ist verwirrend. Lange Zeit nahmen die meisten, die darüber nachdachten, wie selbstverständlich an, dass Bewusstsein wie ein Lichtschalter funktioniert: entweder an oder aus. Klar, da gab es noch die Träume, aber die besprach man allenfalls mit seinem Bettgenossen oder mit seinem Therapeuten. Und ja, da waren Hippies wie Timothy Leary, die von »Bewusstseinserweiterung« durch Drogen redeten, aber das quittierten Forscher nur mit Spott und Augenrollen. Für sie war Bewusstsein eine Eigenschaft, die man hatte oder eben nicht. Sie waren auf der Suche nach dem »Sitz des Bewusstseins«, dem Gehirnmodul für Bewusstsein. Das Brodmann-Areal Nr. 24, eine Windung des limbischen Systems, galt hier als heißer Kandidat. Im Jahr 1992 machte Gerald Edelman, Nobelpreis-geschmückter Mediziner am Scripps Research Institute in Kalifornien, die Angelegenheit noch komplizierter. Er unterschied zwei Arten von Bewusstsein: Primärbewusstsein und Sekundärbewusstsein. Primärbewusstsein ist Bewusstsein in seiner einfachsten Form, der Zusammenfluss von Gefühlen und sinnlichen Wahrnehmungen zu einem Erleben – »einfach Sein, Fühlen, Fließen«, beschreibt es die Psychologin Ursula Voss von der Universität Frankfurt am Main. Primärbewusstsein ist nichts, was den Menschen auszeichnet, denn auch Tiere haben es. Aber das Bewusstsein von Menschen ist reicher. Es bezieht sich nämlich auch auf sich selbst. Wir sind uns bewusst, dass wir bewusst sind. So können wir unsere Gefühle und Handlungen reflektieren und, zumindest oft, durchdacht handeln und urteilen. Damit haben wir das, was Edelman Sekundärbewusstsein nennt. Vermutlich als einzige Lebewesen auf der Erde.

Träumen ist bewusstes Erleben. Das Primärbewusstsein bleibt. Doch seines Zustands ist das schlafende Ich sich selten bewusst. Das Sekundärbewusstsein geht also verloren. Der meisten Träume werden wir uns erst beim Erwachen bewusst. Der Bewusstseinsschalter hat also eine dritte Stellung zwischen an und aus. Träumen liegt im Grad des Bewusstseins zwischen Wachen und Tiefschlaf. Beim Klarträumen liegt der Schalter noch ein Stück weiter Richtung Wachen. Denn hierbei schaltet sich das Sekundärbewusstsein zu.

Die meisten Klarträume kommen am frühen Morgen, fast immer in einer REM-Phase. Der Schläfer »erwacht« aus einem normalen REM-Traum in einen Klartraum. Was dabei im Gehirn geschieht, war lange umstritten unter Experten. Stephen LaBerge verficht die These, dass das Gehirn im Klartraum nicht wesentlich anders funktioniert als im normalen REM-Traum – der Sprung in den Klartraum ist psychologisch, nicht physiologisch. Dagegen glaubt Allan Hobson, dass beim Klarträumen ein radikal anderer Hirnzustand gegeben ist als beim altbekannten REM-Träumen.

Schon die Messung der Hirnfunktion im normalen Traum ist schwierig. Im Klartraum ist es ein wahres Kunststück, das erst wenigen Forschern gelungen ist. Nach dem, was bis jetzt bekannt ist, liegt die Wahrheit in der Mitte zwischen Hobson und LaBerge. Das Gehirn arbeitet weiter wie zuvor, auch das Elektromyogramm, das die Muskelspannung misst, bleibt komplett still. Aber es kommt noch etwas hinzu. »In Klarträumen erwacht der *präfrontale Cortex*«, sagt die Psychologin Ursula Voss, die die Köpfe von Klarträumern mit Elektroden verkabelt und erstmals gemessen hat, was darin geschieht. »Sonst sind die Aktivitätsmuster ziemlich die gleichen wie in normalen REM-Träumen.« Damit bestätigt Voss eine alte Vermutung der Hirnforscher: Der *präfrontale Cortex* steuert viele Schlüsseleigenschaften des Bewusstseins, darunter Aufmerksamkeit, Entscheiden und willentliches Handeln. Er ist verantwortlich für das höherstufige Bewusstsein, das sich selbst, seine Wahrnehmungen, Gefühle und Gedanken reflektieren kann. Kurz gesagt: für den Realitätssinn.

Als Nächstes plant Voss die Gegenprobe: Sie will in normalen REM-Phasen den *präfrontalen Cortex* mit elektrischer Stimulation »wecken«, um so Klarträume zu erzeugen. Das könnte große therapeutische Bedeutung haben. Denn bei Menschen, die an einer Psychose leiden, funktioniert der *präfrontale Cortex* auch im Wachen nicht richtig. Schon lange kennen Psychologen die Parallelen zwischen Psychosen und Träumen: Psychotiker können nicht zwischen der Außenwelt und ihrer Einbildung unterscheiden, der Bezug zur Realität geht ihnen verloren. Das Voss'sche Verfahren könnte den *präfrontalen Cortex* von Psychotikern stimulieren und ihnen so den Realitätssinn wiedergeben. Jeder Klartraum ist sozusagen eine Spontanheilung von der allnächtlichen Traumpsychose.

Im luziden Traum lebt viel von der Hirnfunktion auf, die wir sonst nur im Wachen haben. Nur ist das Bewusstsein komplett in sich gekehrt. Der Physiker Michael Czisch vom Münchner Max-Planck-Institut für Psychiatrie hat den Übergang vom normalen Traum in den Klartraum live im Kernspintomografen (fMRI) eingefangen. »Das ist die einzige Möglichkeit, einen Übergang von einem basalen zu einem höheren Bewusstseinszustand unter kontrollierten Bedingungen zu messen«, sagt Czisch. »Im Wachen kann man niemandem sagen: ›Jetzt schalte mal dein höheres Bewusstsein ein.‹« Das fMRI zeichnet ein feineres Bild der Gehirnaktivität als das EEG. Czisch sah, dass beim Übergang vom normalen REM-Traum in die Luzidität nicht nur der *präfrontale Cortex*, sondern auch der *parietale* und der *temporale Cortex* anspringen. Das sind Regionen, die für das Arbeitsgedächtnis und den *Stream of consciousness* zuständig sind, also das reiche bewusste Erleben über den Moment hinaus.

Und noch etwas Wichtiges fand Czisch: Die Bereiche, die im Klartraum anspringen, sind exakt jene, die im menschlichen Gehirn im Vergleich zum Gehirn von Makaken am stärksten vergrößert sind. Dagegen verändert sich die Aktivität in den Zentren für Riechen und Schmecken sowie im *primären visuellen Cortex* nur geringfügig – sie sind bei Menschen und Makaken sehr ähnlich geblieben. Im Klartraum kann man also den gefühlten Unterschied zwischen Menschen und Affen erleben. Das stützt die These, dass wir im Klartraum vom Primärbewusstsein zum Sekundärbewusstsein aufsteigen. Und es zeigt, dass Schlafen kein homogener hirnphysiologischer Prozess ist, sondern ein buntes Durcheinander. Die Vielfalt an funktionalen Gehirnzuständen und Bewusstseinszuständen im Schlaf übertrifft die Spannweite der Wachzustände bei Weitem. Im Schlaf werden wir zu Kindern, Künstlern, Psychotikern, manchmal zu Zombies, manchmal zu Affen und dann zu Menschen. Das Bett ist somit mehr als eine Ruhestätte, es ist ein Bewusstseinslabor.

Manche Menschen schaffen es nie in einen Klartraum. Anderen Menschen, speziell künstlerisch oder spielerisch veranlagten, kommen Klarträume von selbst. Einige machen es sogar zu ihrem Hobby und steigern sich so hinein, dass sie der Klartraumwelt mehr Bedeutung beimessen als der Wirklichkeit. Es gibt mittlerweile mehrere Internet-Foren, in denen Klarträumer sich austauschen.

Schwarze Löcher, Zeitreisen und Klarträume

Der amerikanische Physik-Nobelpreisträger Richard Feynman, der sich mit Quantenphysik, Schwarzen Löchern und Zeitreisen beschäftigte, erzählt in seinen Memoiren *Sie belieben wohl zu scherzen, Mr. Feynman!*, wie er als Physikstudent an der Elite-Hochschule MIT in Boston zufällig auf das Klarträumen stieß. »Ich interessierte mich nur für Naturwissenschaft. In nichts anderem war ich gut.« Doch am MIT musste jeder Student auch Kurse in Geisteswissenschaften belegen, also besuchte Feynman einen Philosophiekurs. Für seine Semesterarbeit wollte er an sich selbst erforschen, was beim Schlafen mit dem Bewusstsein geschieht. Ein paar Wochen später wurde er sich in einem Traum bewusst, dass er gerade träumte. Er probierte ein bisschen herum, übernahm die Regie und träumte sich Mädchen in Bikinis herbei. Nach dem Aufwachen schrieb er seine Erfahrungen in die Semesterarbeit, und dann ließ er es gut sein mit dem Klarträumen. Andere aber bleiben dabei. Journalisten schreiben Artikel in Klarträumen, Schachgroßmeister spielen Eröffnungsvarianten durch, Tänzer feilen an ihren Sprüngen ...

Ein Informatiker erzählte Stephen LaBerge, dass er Programmierprobleme, an denen er festsitzt, oft im Klartraum lösen kann: »Ich träume, dass ich in einem Salon sitze. Neben mir sitzt Einstein, mit weißem, buschigem Haar, in Fleisch und Blut. Wir sprechen über das Programm, zeichnen Flussdiagramme auf eine Tafel. Irgendwann sagt Einstein: ›Der Rest ist Geschichte‹, verabschiedet sich und geht ins Bett. Ich nehme mir vor, die Diagramme auf der Tafel beim Aufwachen zu erinnern.« Wenn er dann tatsächlich aufwacht, greift er zu Stift und Papier auf seinem Nachttisch. »Ich schreibe, so schnell ich kann. Zu 99 Prozent stimmt es.«

Der Freiburger Sportwissenschaftler Daniel Erlacher hat untersucht, wie Sportler das Klarträumen zum Training nutzen können. Er fand heraus, dass komplexe Bewegungen im Klartraum so wirkungsvoll geprobt werden können wie im Wachen – obwohl der Träumer sie nicht wirklich ausführt. Sogar Krafttraining im Klartraum macht stärker: Erlacher ließ seine luziden Probanden im Traum Kniebeugen machen.* Ihr Puls ging daraufhin hoch, und ihre Muskeln legten an Kraft zu. Das liegt an der intramuskulären Koordination, die sich auch dann verbessert, wenn die Bewegung nur geträumt ist: Die Muskelfasern arbeiten besser zusammen.

Klarträumen ist keine Geheimkunst. Fast jeder Mensch kann es lernen. Es gibt verschiedenste Rezepte dafür, und man kann einwöchige Seminare buchen oder spezielle Geräte kaufen, die dabei helfen sollen. Stephen LaBerge verkauft den NovaDreamer, eine Spezialbrille, die den

---

* Das hatte er vorher mit ihnen abgesprochen.

Schläfer mit Lichtsignalen von einem normalen Traum in einen Klartraum leiten soll. Die Herstellung des Nova-Dreamer kostet nur ein paar Dollar, doch LaBerge verkauft ihn für teils vierstellige Beträge. Ab und zu gibt er zudem Seminare im Klarträumen. Auch sie lässt er sich gut bezahlen. So finanziert er sein Leben auf Hawaii. Er hat es mit der Wachwelt wie mit seinen Träumen gemacht – sie sich nach seinem Willen eingerichtet.

Die meisten Klartraum-Experten halten solches Spielzeug für überflüssig, sie entwickeln lieber ausgefeilte Anleitungen, um in Klarträume zu gelangen. Der derzeit letzte Schrei ist die Wake-back-to-bed-Methode (»Aufwachen und wieder ins Bett«), bei der man sich nach rund sechs Stunden wecken lässt, möglichst aus einem REM-Traum, sich eine Weile mit diesem Traum beschäftigt und in Gedanken an ihn wieder einschläft. Dann stehen die Chancen gut, dass man zurück in diesen Traum fällt – mit dem Bewusstsein zu träumen.

Bei mir hat es auch ohne Anleitung geklappt. Bei einem Interview im Sommer 2008 empfahl mir der Schlafforscher und Psychiater Michael Wiegand: »Fragen Sie sich immer wieder, ob Sie gerade träumen, irgendwann nehmen Sie die Frage vom Wachen in den Traum mit.« Das tat ich dann auch. Jedes Mal, wenn ich auf die Uhr schaute, machte ich einen kurzen Realitätscheck: Alles logisch und plausibel um mich herum? Alles gemäß den Naturgesetzen? Irgendwelche Monster in Sicht? Nach gut drei Wochen fand ich mich in einem alten Holzhaus wieder. Auf den engen Stiegen merkwürdig verhutzelte Menschen – so merkwürdig, dass ich auch ohne weitere Realitätsprüfung begriff: Das muss ein Traum sein. Wenn ja, dann ist es mein Traum, dann kann ich ihn ändern. Ich nahm daher einen Deckenbalken ins Visier: »Werde rosa, Balken!« Der Balken sträubte sich zunächst, ich konzentrierte mich mehr, dann lief der Balken rosa an. Ein Traum also. Aber ein Klartraum! Vor Aufregung erwachte ich. In den folgenden Wochen kam mir in jeder zweiten oder dritten Nacht ein Klartraum. Ich experimentierte, flog über Städte und durch Computerspiel-Kulissen, träumte mir Menschen herbei, die ich vermisste. Ich staunte darüber, wie reich die Wahrnehmung im Klartraum ist. Die Sicht ist gestochen scharf, die Farben unvergleichlich kräftig. Der südafrikanische Mathematiker J. H. Michael Whiteman sagte einst über sein erstes Klartraum-Erlebnis: »Ich war nie vorher wach.« Auch ich fühle mich im Klartraum unglaublich wach, aber auf Dauer einsam. Ich weiß, dass alles in meinem Klartraum, jedes Ding und jedes Wesen, mein Werk ist – auch wenn die Menschen, die in meinen Klarträumen auftauchen, das manchmal bestreiten. Auf Dauer sind mir da echte Menschen und echte Dinge lieber. Mir kamen zeitweise so viele Klarträume, dass es mir lästig wurde. Manchmal wünschte ich mir, mich mal wieder einfach berieseln lassen zu können. Inzwischen habe ich nur noch alle paar Monate einen Klartraum.

Als das Wissen um die Klarträume sich in den 1970er-Jahren ausbreitete, erhofften Psychologen sich viel von ihnen: Klarträumen könnte zum Beispiel ein guter Weg sein, um Albträume zu verhindern, indem man sie gezielt »umträumt«. Oder es könnte ein guter Zustand sein, um schwierige Denkaufgaben zu lösen – volle Konzentration, in sich gekehrtes Bewusstsein. Doch die Hoffnungen verflogen. Es ist für die meisten Menschen einfach zu aufwendig, das Klarträumen zu lernen. Andere Techniken sind da erfolgreicher. Der Verlauf von Albträumen lässt sich beispielsweise besser durch mentale Übungen im Wachen verändern. Und bei Denkaufgaben ist Trauminduktion der geeignetere Weg: Wenn man sich beim Einschlafen auf das Problem konzentriert, arbeitet das Gehirn im Traum weiter daran. Klarträumen ist dafür nicht nötig.

Ein überraschender, einfacher und wirkungsvoller Trick, seine Träume zu beeinflussen, stammt von dem Psychologen Daniel Wegner von der Harvard University. Eine Spezialität von Wegner ist der psychologische »Rückstoß-Effekt«: Menschen, die sich bemühen, an etwas nicht zu denken, denken erst recht daran. Wegner hatte die Idee, diesen Effekt zu nutzen, um Träume zu verändern. Er gab Probanden die Aufgabe, vor dem Schlafengehen an eine Person zu denken, die sie besonders anziehend finden. Die eine Hälfte der Probanden sollte dann fünf Minuten damit verbringen, fest an diese Person zu denken. Die andere Hälfte sollte fünf Minuten lang vermeiden, an diese Person zu denken. Am nächsten Morgen fragte Wegner sie nach ihren Träumen. Jene Probanden, die versucht hatten, nicht an ihre begehrte Person zu denken, träumten doppelt so oft von ihr. Die Lehre daraus: Wer von jemand bestimmtem träumen will, sollte sich vor dem Einschlafen bemühen, allen Gedanken an diese Person auszuweichen. Im Traum leben die Gedanken auf, die wir im Wachen unterdrücken – davon hätte Freud sich bestätigt fühlen dürfen.

Im Sommer 2010 machte ein außergewöhnlicher Film weltweit Furore in den Kinos: *Inception* mit Leonardo DiCaprio, der den Extractor Dominic Cobb spielt. Extractors, das sind Traumfänger, professionelle Einbrecher, sie dringen ins schlafende Bewusstsein ihrer Opfer ein, um deren Geheimnisse auszuspionieren. Damit brechen sie den intimsten Bereich des Menschen auf: unsere Träume.

Das klingt wie pures Hollywood-Gespinst, aber tatsächlich unternehmen Forscher erste Versuche, um Extraktion Wirklichkeit werden zu lassen. Dabei spielen Klarträume eine wichtige Rolle. Denn Klarträumern kann man vorher sagen, was sie träumen sollen. So haben die Forscher kontrollierte Versuchsbedingungen, in denen sie ihre Methoden der Traumextraktion testen und verfeinern können.

Als die Forscher um Michael Czisch am Münchner Max-Planck-Institut für Psychiatrie einmal einen Klarträumer im fMRI liegen hatten, kündigte er ihnen mit Augenbewegungen an, dass er gleich im Traum eine Hand zur Faust ballen würde – er verriet aber nicht, welche Hand. Die Wissenschaftler konnten am Hirnscan unterscheiden, welche Hand er gerade ballte. Das ist Traumfangen in einem sehr speziellen Fall. Die Chancen stehen gut, dass die Forscher bald genauer aus dem Muster der Gehirnaktivität lesen können, wovon das Gehirn gerade träumt. Klarträume weisen den Forschern dabei den Weg, weil sie eine Brücke zwischen Traumwelt und Wachwelt schlagen. Die Klarträumer können über Augenbewegungen mit den Experimentatoren kommunizieren.

Dominic Cobb, die Hauptfigur von *Inception*, ist natürlich kein Traumfänger wie jeder andere. Er bemüht sich nicht nur um Extraction, sondern auch um Inception: die Implantation von Gedanken im Schlaf. Das versuchen die Forscher bisher noch nicht. Mag sein, dass wir unsere Träume demnächst nicht mehr ganz für uns haben, aber es liegt immer noch an uns, was wir träumen.

7.00 Uhr. Aufwachen.
Die Wirklichkeit dringt in die Traumwelt

Paris, 17. März 1943: Die französische Hauptstadt ist besetzt von der deutschen Wehrmacht, die sechs Wochen zuvor die Schlacht um Stalingrad verloren hat – der Wendepunkt des Zweiten Weltkriegs. Hier ist die bevorstehende Niederlage seltsam unwirklich. Die Atmosphäre in der Stadt ist ruhig und friedlich, und doch weiß jeder, dass das Kriegsende naht.

Ernst Jünger, Hauptmann und Schriftsteller, arbeitet im Stab von General Carl-Heinrich von Stülpnagel, dem Militärbefehlshaber des französischen Besatzungsgebiets. In seinem *Zweiten Pariser Tagebuch* beschreibt Jünger, wie er die Zeit mit Spaziergängen, Tischgesellschaften, Schachspielen und Frauengeschichten verbringt. An diesem Morgen liegt er in seinem Bett, noch halb schlafend, schon halb wach. Plötzlich geht ein Schütteln durch seinen Körper, das Jünger als Startsignal für ein »Doppelspiel der Bilder- und Gedankenwelt« kennt, in dem die Bilder, die sonst »in der Gedankenflut dahinrollen«, die Oberhand gewinnen. Je weiter Jünger in den Schlaf zurückdämmert, desto stärker dominiert das Bildhafte. Mit dem Erwachen übernimmt wieder die Logik das Regiment über seine Gedanken.

Der Dämmerzustand zwischen Schlafen und Wachen,

in dem Jünger jenen Morgen verbrachte, heißt *Hypno-pompie*. Jünger selbst kannte das Wort nicht. Man hört es auch selten. Der englische Dichter und Seelenforscher Frederic Myers, ein Wegbereiter William James' und Carl Gustav Jungs, prägte es Ende des 19. Jahrhunderts. Es bedeutet »am Ausgang des Schlafs«. Lange Zeit unterschieden auch Fachleute nicht zwischen *Hypnopompie* und *Hypnagogie* – dem Zustand, der beim Einschlafen auftreten kann und den wir um 23.00 Uhr erlebt haben.

Doch Aufwachen ist nicht das Gleiche wie Einschlafen, sondern das Umgekehrte: Blutdruck, Atemfrequenz und Grundspannung der Muskeln steigen. Das Gehirn wechselt das Betriebssystem, aktiviert die Verbindungen mit der Peripherie. Der *Thalamus*, sozusagen der Router unseres internen Netzwerks, fährt hoch. In der Studie von Michel Magnin, Universität Lyon, an Epileptikern, von der schon um 23.00 Uhr die Rede war, zeigte sich, dass *Thalamus* und Großhirnrinde gleich schnell aufwachen, im Gegensatz zum Einschlafen. Oder besser gesagt: gleich langsam.

Bewusstseinsveränderung per Schlummertaste

Aus der Innensicht sind die Unterschiede zwischen *Hypnagogie* und *Hypnopompie* fein, aber fühlbar. Im hypnagogen Zustand nimmt der Wachverstand – logisch und strukturiert – die aufschimmernde Traumwelt wahr. In der *Hypnopompie* dringt die harte Wachwelt ins emotionale, assoziative Traumbewusstsein und verweigert sich dessen Gedankensprüngen: »Hallo! Die Spielzeit ist vorbei!« Es fühlt sich ein bisschen so an, wie aus dem Kino auf die

Straße zu treten, den Kopf noch voller Bilder aus einem packenden Film.

Jetzt ist der beste Moment, bewusst seine Gefühle wahrzunehmen. Wer sich ein paar Minuten Zeit lässt, gelangt vielleicht schon vor dem Aufstehen zur wichtigsten Erkenntnis des Tages.

So ging es im Jahr 1899 dem Mathematiker William Lamberton, Professor an der University of Pennsylvania. Wochenlang hatte er sich vergeblich an einem algebraischen Problem versucht und schließlich aufgegeben. Eine Woche später träumte er von einer Tafel, auf der die Lösung des Problems stand. Es war eine geometrische Zeichnung. Zuvor war er nie auf die Idee gekommen, eine geometrische Lösung zu suchen. Mitten im Traum wachte er auf, doch das Bild der Tafel schwebte weiter über seinem Bett. »Ich sah die vollständige Zeichnung auf ihr«, erzählte Lamberton, »nicht nur mit den Linien, die das Problem darstellten, sondern auch mit Hilfslinien und mit genau den Linien, die das Problem mit einem Schlag lösten. Ich sprang aus dem Bett und brachte die Zeichnung zu Papier.«

Nehmen Sie sich also Zeit. Drücken Sie die Schlummertaste Ihres Weckers. Bleiben Sie noch etwas liegen und verfolgen Sie das allmähliche Erwachen ihres Gehirns. Lassen Sie Ihr erwachendes Bewusstsein spielen wie einen Delfin im Wasser, auftauchen aus dem Traum, nach kurzem Wachen wieder eintauchen. Gönnen Sie sich ein paar Minuten *Hypnopompie!*

Aufwachen live im Radio

Hypnopompie kann allerdings auch ziemlich verwirrend sein. Das erlebte ich eindrucksvoll im Sommer 2007. Es war einer der peinlichsten Momente meines Lebens, und Tausende Menschen hörten zu. Ich sollte dem Mitteldeutschen Rundfunk ein Radiointerview geben – live. Es war für das Morgenprogramm angesetzt, daher sehr früh. »Wir rufen Sie an«, hatte der Redakteur mir angekündigt, »dann spielen wir noch ein bisschen Musik und reden uns warm.« Also legte ich mein Telefon neben das Bett und ließ mich von ihm wecken. Es riss mich pünktlich aus dem Traum, halb zumindest. Ich hörte: »Und jetzt begrüßen wir, live zugeschaltet aus München, Tobias Hürter.« – Aus dem Schlaf direkt auf Sendung. Die nächsten Minuten sind mir als wirre Mischung aus Schrecken, Konzentrationsversuchen, Traumbruchstücken und spröden Stimmbändern im Gedächtnis. Für manche Aufgaben bleibt eben doch der Wachzustand der beste.

Die Hirnforschung kann meine Blamage erklären. Mit PET und fMRI haben Wissenschaftler beobachtet, dass der *präfrontale Cortex* nach dem Erwachen noch 20 Minuten braucht, um hochzufahren. Dort vorn, im raffiniertesten Teil unserer Denkzentrale, sitzen unsere Aufmerksamkeit und unsere logische Kontrollinstanz. Die Folge: lange Reaktionszeit, gestörtes Kurzzeitgedächtnis, schwache Konzentration und Kognition. Dagegen springt das *anteriore Cingulum*, ein Teil des limbischen Systems gleich hinter dem Stirnhirn, sofort an. Das *anteriore Cingulum* spielt eine besondere Rolle in unserem Innenleben. Es gilt als wesentlich beteiligt an der Willensfindung und

Introspektion. Als Mittler zwischen Verstand und Gefühl nimmt es von vorn die Signale aus den analytischen Arealen der Großhirnrinde auf, von innen die Signale aus den emotionalen Zentren des Gehirns – *Amygdala, Hypothalamus* und *Nucleus accumbens* – und wägt sie gegeneinander ab. Hellwaches *anteriores Cingulum*, schlaftrunkenes Stirnhirn – so kommt es, dass man sich selbst ganz klar als benebelt wahrnehmen kann. Amerikanische Forscher haben gemessen, dass das Gedächtnis und die Kognition von Versuchspersonen unmittelbar nach dem Aufwachen aus acht Stunden gutem Schlaf schlechter sind als nach 24 Stunden Schlafentzug.

Das erste Erleben nach dem Aufwachen fühlt sich oft unwirklich an wie die Erinnerung an einen Traum. Das ist kein Zufall. Denn das Gehirn ist jetzt tatsächlich in einem traumähnlichen Zustand: rege Gefühle, schlummernder Verstand.

Auch auf Hirnscans im REM-Schlaf leuchtet das *anteriore Cingulum* hell auf, das Stirnhirn bleibt dunkel. In REM-Träumen arbeitet jedoch auch der Rest des limbischen Systems mit voller Kraft: die Systeme zur emotionalen Gewichtung von Erfahrungen und die archaischen Impulse zum Jagen, Fliegen und Paaren. Sie sind es, die unsere Träume beleben. Beim Aufwachen schalten sie zurück in den Normalbetrieb. Hypnopompe Halluzinationen sind meist sinnlich reicher, aber emotional ruhiger als REM-Träume.

Der verzauberte Schimmer

Charles Sherrington, der große englische Pionier der Neuroforschung, konnte in den 1940er-Jahren noch nicht wissen, was im erwachenden Gehirn geschieht. Und so umschrieb er die allmorgendliche Rückkehr des Bewusstseins in die Welt mit einer wunderbaren Metapher: dem *enchanted loom* (etwa: verzauberter Schimmer): »Die große Hülle, die über der Gehirnmasse liegt, wo kaum ein Licht geblinzelt oder sich bewegt hatte, wird jetzt zu einem glitzernden Feld rhythmisch blinkender Punkte, auf dem Züge von Funken hin und her eilen. Das Gehirn erwacht, und damit kehrt der Geist zurück. Es ist, als beginne die Milchstraße einen kosmischen Tanz. Die Masse im Kopf verwandelt sich in ein verzaubert schimmerndes Geflecht, in dem Millionen blinkender Schiffchen ein Muster weben, stets ein bedeutsames Geflecht, aber nie ein beständiges; eine sich wandelnde Harmonie von Mustern.«

Heute wissen wir, dass nicht erst mit dem Aufwachen Leben ins Gehirn kommt. Es tanzt die ganze Zeit. Mit dem Aufwachen nimmt es nur den Rhythmus der Außenwelt auf.

Der exakte Zeitpunkt des Erwachens ist für die Forschung noch immer nicht zu fassen. »Wir können nicht sagen, wann genau jemand von den leichtesten Schlafphasen ins Wache wechselt«, sagt der Psychologe William Domhoff von der University of California in Santa Cruz. Die Grenze zwischen Schlafen und Wachen ist unscharf, und die Bewusstseinszustände im Grenzbereich sind wechselhaft und schwer zu erforschen. Das Wachbewusstsein versucht, die Kontrolle über das schlaftrunkene Gehirn zu erlangen. Es geht hin und her. Manchmal hält sich das Wachbewusstsein, wenn der erwachende Schläfer ins Träumen zurückgleitet.

Die Schlafforscher wissen nicht einmal, was genau uns aufwachen lässt. Es ist ein ähnlich komplizierter Prozess wie das Einschlafen, nur dass diesmal nicht das Melatonin die Hauptrolle spielt, sondern sein Gegenspieler, das Cortisol. Sein Pegel steigt schon die ganze zweite Nachthälfte an und versetzt das Gehirn in wachsende Erregung. Daher lässt es sich immer leichter von Reizen wie Licht, Lärm, Durst, Hunger, einem lebhaften Traum oder einer vollen Blase wecken. Anregende Hormone wie Noradrenalin, Dopamin und Hypocretin bereiten das Wachbewusstsein vor. Erstaunlich an diesem Prozess ist seine Pünktlichkeit. Viele Menschen wachen immer ein paar Minuten vor dem Wecker auf. Manche können sich sogar irgendeine beliebige Zeit zum Aufwachen vornehmen – und treffen sie tatsächlich, wie Schlafforscher im Labor überprüft haben. Wie ihnen das gelingt, weiß allerdings niemand.

Wenn man beim Aufwachen mit offenen Augen weiterträumt, gehen die Träume oft nahtlos in die Wahrnehmungen der Außenwelt über. Manchmal erkennt der Träumer, dass er halluziniert, manchmal kann er die Halluzinationen sogar bewusst steuern: Klarträume sind nicht selten beim Aufwachen. Doch nicht immer erkennt der Träumer den Unterschied zwischen Traum und Wirklichkeit. Es kann erschreckend sein, wenn plötzlich ein Traumwesen neben dem Bett steht. Menschen, die an einer posttraumatischen Belastungsstörung leiden, werden oft von hypnopompen Albträumen geplagt.

Eine Forscherin verschwindet

Von einem hypnopompen Erlebnis der Ausnahmeforscherin Margie Profet berichtet Deirdre Barrett, Psychologin an der Harvard Medical School, in ihrem Buch *The Committee of Sleep*. Profets Geschichte verdient es, ausführlicher erzählt zu werden. Profet war eine schöne und rastlose Frau. Sie hatte akademische Abschlüsse der Eliteuniversitäten Harvard und Berkeley in politischer Philosophie und Physik. In Biologie hatte sie keinen. Aber eines Morgens hatte sie einen Traum: das Cartoon-Bild eines Frauenkörpers wie in den Lehrfilmen ihrer Schulzeit. »Die Eierstöcke waren blassgelb, die Gebärmutter dunkelrot«, erzählte sie Barrett. »Da waren schwarze Dreiecke in der Gebärmutterschleimhaut. Blut lief heraus und nahm die Dreiecke mit.« Dann wurde Profet von ihrer Katze geweckt – halb geweckt. Im hypnopompen Dämmerzustand sann sie über den Traum nach, und ihr kam die entscheidende Eingebung: »Die schwarzen Dinger sind Krankheitserreger!« Auf den Traum hin wechselte Profet das Forschungsgebiet, beschäftigte sich drei Jahre lang mit der weiblichen Menstruation und kam zu dem Schluss, dass die Regelblutung keine Schwäche im Fortpflanzungsmechanismus ist, sondern ein Kunstgriff der Natur, um den Körper der Frau von Bakterien zu reinigen, die mit dem männlichen Samen eindringen. Die 35-jährige Profet errang einen Genius Grant, ein hoch dotiertes Stipendium der MacArthur Foundation. Die *New York Times* feierte ihre »radikal neue Sicht«. Magazine wie *Scientific American*, *Omni*, sogar das *Time Magazine* und das *People Magazine* porträtierten den aufsteigenden Stern der Wissenschaft.

Profet schrieb zwei gut verkaufte und heftig disku-
tierte Ratgeber für Schwangere. Dann schrieb sie sich wieder als Studentin ein – in Mathematik. Die University of
Washington in Seattle nahm sie als Gastwissenschaftlerin
auf – für Astronomie. Später kehrte sie als Studentin an
die Harvard University zurück. Im Jahr 2005 verschwand
Profet dann plötzlich. Ihre Freunde und Kollegen waren
ratlos. Deirdre Barrett hatte sie noch einmal zu einem Interview treffen wollen, mehrmals mit ihr telefoniert, aber
das Treffen kam nicht mehr zustande. »Später wurde mir
klar, dass sie sich isoliert hatte«, sagt Barrett, »sie kämpfte
mit echten psychischen Problemen, und ich spürte die
Schatten in ihrem Rücken.« Die Traumwelt, der Margie
Profet ihre wichtigste Inspiration verdankte, zeigte ihr
jetzt ihre dunkle Seite. Bis heute fehlt jede Spur von Profet.
Als hätte sie sich in Luft aufgelöst. Wie eine hypnopompe
Halluzination, die, eben noch ganz wirklich, plötzlich ver-
blasst.

7.30 Uhr. Wach sein.
Wir träumen weiter

Die Wachwelt hat Sie wieder. Die Traumwelt liegt jetzt hinter Ihnen. Da sind Sie sich sicher, oder? Der englische Philosoph und Literatur-Nobelpreisträger Bertrand Russell war sich nicht sicher. In seinem Buch *Human Knowledge: Its Scope and Limits* von 1948 (dt. 1952: *Das menschliche Wissen*) erzählt er einen heftigen Fall von falschem Erwachen, der für immer seinen Glauben erschütterte, dass die Welt so ist, wie sie scheint. In einem Ätherrausch erwachte Russell »ungefähr hundertmal innerhalb eines Traums« – immer wieder falsch. Immer wieder glaubte er, in der Wirklichkeit angekommen zu sein. Im nächsten Augenblick erwachte er erneut. Er war also in einem Traum gewesen. Jetzt aber war er aufgewacht. Diesmal wirklich – nein, doch nicht. Diese Erfahrung stürzte Russell in tiefe philosophische Verwirrung. Wenn er sich so oft geirrt hatte, wach zu sein, wie konnte er sich dann jemals sicher sein? Gar nicht, erkannte Russell. »Ich glaube, dass ich gerade nicht träume«, schrieb er daraufhin, »aber ich kann es nicht beweisen.« Und so machte er sich auf die Suche nach Gewissheit jenseits von Traum und Wirklichkeit und fand sie schließlich in den Gesetzen der Mathematik. 1 plus 2 ist gleich 3, egal ob man gerade wacht oder träumt.

Träume ich oder wache ich? Keine Ahnung – aber auf alle Fälle bin ich es

An diesem Punkt war drei Jahrhunderte zuvor schon René Descartes gewesen, der große Zweifler der Philosophie. In seinen *Meditationen über die Grundlagen der Philosophie*, einem der Hauptwerke des Rationalismus, fragt Descartes, wie er sicher sein könne, wach zu sein. Gar nicht. »Wie oft kommt es nicht vor«, schreibt er im fünften Abschnitt seiner ersten Meditation, »dass der nächtliche Traum mir sagt, ich sei hier, mit dem Rock bekleidet, sitze am Kamin, während ich doch mit abgelegten Kleidern im Bette liege!« Das war der Gedanke, der Descartes zu seinem berühmten Zweifel führte und schließlich zu seinem Satz »Ich denke, also bin ich«. Was immer es da draußen geben mag – mich selbst gibt es auf jeden Fall!

Was die Schlafforscher inzwischen herausgefunden haben, hätte Descartes vielleicht gefallen. Ein Mensch bleibt er selbst, ob er schläft oder wacht. Er ist sein eigener Fixpunkt, Tag und Nacht, so wie der große Renaissance-Philosoph sich das vorgestellt hat.

Neurophysiologisch gesehen hat das Rätsel, über das Descartes und Russell sich den Kopf zerbrochen haben, eine einfache Lösung: Wachen und Träumen sind deshalb nicht sicher zu unterscheiden, weil es keinen wesentlichen Unterschied zwischen ihnen gibt. Das Gehirn hat kein Traummodul. Wir träumen mit denselben Hirnarealen, verknüpft in denselben Netzwerken, mit denen wir tagsüber die Welt erleben. In etwas anderer Zusammensetzung zwar, in einem etwas anderen chemischen Hirnmilieu, aber darauf kommt es nicht an. Schlafbewusstsein und Traumbewusstsein beruhen auf den gleichen neuronalen Prozessen. »Wir halluzinieren dauernd«, sagt der indische Hirnforscher V. S. Ramachandran, »und was wir Wahrnehmung nennen, sind einfach jene Halluzinationen, die am besten zu den aktuellen Sinnesdaten passen.« Descartes träumte also nicht nur in seinem Bett – sondern auch, als er im Winterrock am Feuer saß.

In die altverwurzelte abendländische Denkweise passt diese Erkenntnis schlecht. Wir sind es gewohnt, Schlafen und Wachen als ganz verschiedene Zustände zu betrachten. Wo auch immer das viel zitierte »Reich der Träume« liegen mag, es gilt als sauber getrennt von der Wachwelt. »Schlaf ist eine regelmäßig wiederholte Aufhebung des Bewusstseins im Dienst von Anpassungs- und Erholungsfunktionen«, definiert die *Encyclopaedia Britannica* (15. Ausgabe). Ein folgenreiches Missverständnis, denn das Bewusstsein bleibt.

In die östliche Denktradition fügt sich die Einheit des Bewusstseins über Schlafen und Wachen hinweg besser. Die jahrtausendealte Kunst des Traumyogas betrachtet Bewusstsein als etwas, das durch alle Zeiten des Tags und der Nacht besteht. Sie will ihre Schüler zu der Erkenntnis führen, dass jedes Erleben, ob wach oder schlafend, ein Traum ist. Der chinesische Philosoph Meister Zhuang schrieb im 4. Jahrhundert vor Christus: »Ich weiß nicht, ob es Zhuang war, der geträumt hat, er sei ein Schmetterling, oder ob ich jetzt ein Schmetterling bin, der träumt, Zhuang zu sein.«

Schon bevor die Neuroforschung begann, die Prozesse im schlafenden Gehirn zu entschlüsseln, erkannten einzelne westliche Denker den Zusammenhang zwischen wachem und schlafendem Bewusstsein. Der österreichische Philosoph Ludwig Wittgenstein (1889–1951) notierte in seinen *Philosophischen Untersuchungen* die gleiche Erkenntnis wie Meister Zhuang mit anderen Worten: »Nenn es einen Traum. Es verändert überhaupt nichts.«

C. G. Jung (1875–1961), der Schüler und Gegner Sigmund Freuds, war überzeugt, dass unser Traumbewusstsein auch im Wachen wirkt, Gefühle und Eingebungen hervorbringt. Wir bemerken es nur meist nicht, weil wir geflutet sind von all den Reizen von außen. Erst wenn wir offline gehen von der Außenwelt, kommt das Traumbewusstsein zur Geltung.

Wegsacken mitten im Gespräch

Es hat durchaus sein Gutes, dass wir zwischen Traum und Wirklichkeit trennen können, denn sie sind ja verschieden. Wer sie verwechselt, kommt in Schwierigkeiten. Narkoleptikern passiert das dauernd, sie müssen mit der Ungewissheit leben, ob das, was sie gerade erlebt haben, wirklich geschehen ist oder nur in ihrem Kopf. Ihre Krankheit lässt sie immer wieder einschlafen, in jeder erdenklichen Alltagssituation. Manchmal driften sie mitten in einem Gespräch in den Schlaf ab, führen es im Traum weiter, während ihr Gegenüber in der Wachwelt sie wegsacken sieht. Im Traum bemerken sie dann irgendwann: Da stimmt was nicht. Irgendetwas verletzt die Naturgesetze, ist unlogisch oder sonstwie absurd. Also wecken sie sich – und müssen ihrem Gesprächspartner womöglich erneut sagen, was sie ihm bereits im Traum gesagt hatten.

Es ist ein Unterschied, ob ein Mensch den Eiffelturm im Traum sieht oder in Wirklichkeit. Das sinnliche Erleben kann sich bis in die letzte Synapse des *visuellen Cortex* gleichen – aber einmal ist es selbst gemacht und einmal vom Eiffelturm verursacht. Dass beide Zustände sich zum Verwechseln gleichen, ist ein starker Hinweis darauf, dass ihre Funktionen zusammenhängen. Eine wachsende Zahl von Wissenschaftlern hat Vermutungen dazu: Allan Hobson, der große Harvard-Schlafforscher, der das Träumen bis vor Kurzem für einen unbewussten Prozess hielt, glaubt jetzt, dass wir im Traum das Fundament für unser gesamtes Wachbewusstsein legen – zuerst als Fötus in der Gebärmutter für das Leben außerhalb, später im Nachtschlaf für das Leben tagsüber (siehe auch um 0.30 Uhr). Der finnische Neuroforscher Antti Revonsuo verficht die Theorie, dass wir im Traum unsere überlebenswichtigen Instinkte erproben. Die kalifornische Schlafforscherin Sara Mednick hält *Priming* für eine wichtige Funktion von Träumen: Sie stellen unsere kognitiven Fähigkeiten auf die Reizflut der Wachwelt ein. All diese Theorien haben einen gemeinsamen Kerngedanken: Im Traum bereitet das Bewusstsein sich auf das Wachen vor. Je realistischer die Vorbereitung, desto besser.

Wir erträumen uns die Welt

Im Lauf dieser Nacht haben wir gesehen, wie das im Schlaf in sich gekehrte Bewusstsein funktioniert. Eine erstaunliche Erkenntnis der jüngeren Hirnforschung lautet: Auch im Wachen ist das Bewusstsein in sich gekehrt! Inzwischen haben Hirnforscher gemessen, dass ein Großteil des Energieverbrauchs unseres Denkorgans in Schaltkreisen umgesetzt wird, die nichts mit äußeren Ereignissen zu tun haben: 60 bis 80 Prozent.

Während Sie dieses Buch lesen, treffen Lichtwellen von den bedruckten Seiten auf Ihre Netzhaut, die Signale laufen über Nervenbahnen in die hinteren Teile Ihres Gehirns, das daraufhin einen Sinn in diesen Signalen sucht – und findet, weil Sie sprachbegabt sind. Gleichzeitig spüren Sie das Buch in Ihren Händen, weil mechanische Rezeptorzellen die Druckdifferenzen in der Haut Ihrer Finger messen und ans Gehirn melden. Andere Sensoren in Ihren Muskeln und Gelenken geben die Stellung Ihrer Gliedmaßen an die Zentrale durch. Daher wüssten Sie auch, wenn Sie die Augen geschlossen hätten, dass Sie das Buch in den Händen halten.

Was Sie dabei erleben, ist eine Art von Traum, sagt der amerikanische Psychologe Stephen LaBerge: »Der einzige Unterschied ist, dass Ihr Traum jetzt von Sinnesdaten geprägt ist.« Diese Sinnesdaten setzen einen konstruktiven Prozess in Gang, in dem Sie nachvollziehen, was um Sie herum geschieht. Im Traum läuft der gleiche Prozess in Ihrem Gehirn, nur ohne Daten von außen. »Träumen ist Wahrnehmen, ohne die Beschränkung durch Sinnesdaten von außen«, sagt LaBerge. »Wahrnehmen ist Träumen, beschränkt durch Sinnesdaten von außen.« Die wirkliche Welt und die Traumwelt sind einander nicht deshalb so ähnlich, weil Träume so realistisch sind, sondern weil wir die Wirklichkeit so traumhaft erleben. Das Traumbewusstsein ist nichts anderes als das Bewusstsein, das uns die Welt erlebbar macht. Wir erträumen uns die Welt.

Wenn Sinnesdaten von außen kommen, dann prägen sie, was wir wahrnehmen. Wenn aber, wie im Schlaf, keine Sinnesdaten verfügbar sind – kein Problem für das Gehirn. Dann schöpft es eben aus sich selbst, aus seinen Erfahrungen und Erwartungen. Die Ängste und Wünsche, die im Wachen noch von der Außenwelt gemaßregelt sind, werden im Traum sofort Wirklichkeit. »Zu fragen, warum wir träumen, ist zu fragen, warum wir bewusst sind«, sagt LaBerge, »es gehört zur Funktion des Gehirns, dass es immer ein Modell der Wirklichkeit entwirft.« Im Wachen ist es die äußere Wirklichkeit, im Schlaf die innere. So bekommen wir unverfälscht zu sehen, was uns bewegt. Träume sind ganz und gar ehrlich zu uns.

Das ganze Leben ist ein Traum – das klingt wie eine wilde Phantasie des Alt-Hippies LaBerge. Aber die harte Wissenschaft bestätigt ihn. Der kolumbianische Neuroforscher Rodolfo Llinás, der an der New York University forscht und lehrt, veröffentlichte im Jahr 1991 mit einem Kollegen ein aufsehenerregendes Papier mit dem Titel *Of dreaming and wakefulness*, in dem er die Gehirnprozesse beschreibt, die dem Träumen und dem Wachen zugrunde liegen. Das Bewusstsein entsteht im Dialog zwischen der Großhirnrinde und ihrem »Sekretär«, dem *Thalamus*, behauptet Llinás. Er hat genau untersucht, wie diese beiden wichtigen Gehirnteile miteinander vernetzt sind, und festgestellt: »Bewusstsein ist im Wesentlichen ein geschlossener Kreislauf.« Die meisten Verbindungen in diesem thalamocortikalen Netzwerk dienen der Erzeugung innerer Gehirnzustände, nicht der Übertragung von Sinnesreizen.* Während *Thalamus* und *Cortex* miteinander kommunizieren, achten sie mehr aufeinander als auf das, was um sie herum geschieht. Das Bewusstsein hängt also nicht von äußeren Reizen ab, obwohl es natürlich von ihnen beeinflusst wird. Wachbewusstsein und Traumbewusstsein – beide entstehen im thalamocortikalen Schaltkreis. Nur ist dessen Aufmerksamkeit im Traum nicht auf Sinnesreize, sondern auf das Geschehen innerhalb des Gehirns gerichtet. »Wach sein ist nichts anderes als ein traumartiger Zustand, angepasst an die Grenzen, die ihm bestimmte Reize von außen setzen«, schrieb Llinás.

Andere Forscher haben Llinás' Theorie inzwischen überprüft – und bestätigt. Die Gruppe von Michael Czisch am Max-Planck-Institut für Psychiatrie in München hat mit ihrem fMRI-Scanner in träumenden Gehirnen die von Llinás vorhergesagte Zwiesprache zwischen *Thalamus* und *Cortex* gesehen, entkoppelt von Sinnesreizen.**

Der französische Schlafforscher Michel Jouvet nannte Llinás' Erkenntnis »revolutionär, beinah eines Kopernikus würdig«. Der preußische Astronom kippte vor 500 Jahren das alte Weltbild, in dem sich alle Himmelskörper um die Erde drehten. Heute zeigt sich: Unser Leben dreht sich nicht nur ums Wachsein. Es ist eher die Umkehrung der kopernikanischen Revolution. Kopernikus verstieß den Menschen aus dem Mittelpunkt des Universums. Das

---

* Das thalamocortikale Netzwerk reguliert auch das Ruhenetzwerk, das wir um 21.40 Uhr kennengelernt haben.
** Czisch und Kollegen beobachteten auch, wie der thalamocortikale Schaltkreis im REM-Schlaf auf akustische Störreize hin kurz »aufhorcht« und dann entweder das Gehirn aufwachen lässt oder weiterträumt.

neue Bild des träumenden Gehirns zeigt, dass der Mensch sein eigenes Universum ist.

Wer auf den Wandel seines Bewusstseins im Schlaf achtet, der kann ein Gefühl dafür entwickeln, dass sein Bewusstsein sich auch während des Wachens wandelt. Zu einer Stunde mag er in einem Zustand sein, in dem er blitzschnell Sudoku-Rätsel lösen kann, zu einer anderen Stunde ist er empfänglicher für Jazz. Im Frühling fühlt er sich anders als im Winter. Er kann auch besser verstehen, wie unterschiedlich Menschen sich selbst und die Welt erleben. Manche Menschen neigen zu linearem, logischem Denken, andere eher zu assoziativem. Manche handeln eher emotional oder instinktiv. Künstler sehen die Welt anders als Mathematiker, und Kinder anders als Greise. Im Wachen kann man die Unterschiede ahnen. Im Schlaf kann man sie erleben.

Literatur

Einleitung

Lawton, Graham: Get ready for 24-hour living. *New Scientist* 2539, 2006

Sulistyo, Stefan: *Sleep Hacking*, Vortrag auf der Nerd Nite München, 16.12.2009

21.00 Uhr

Freiherr von Eichendorff, Joseph: *Werke*. M. Simion, 1841

Foster, Russell G. et al.: Circadian photoreception in the retinally degenerate mouse. *Journal of Comparative Physiology* 169, 1991

21.20 Uhr

Kroker, Kenton: *The Sleep of Others*. University of Toronto Press, 2007

Sharma, Jitendra et al.: Induction of visual orientation modules in auditory cortex. *Nature* 404, 2000

21.40 Uhr

Gusnard, Debra A. et al.: Medial prefrontal cortex and self-referential mental activity. *Proceedings of the National Academy of Sciences USA* 98, 2001

Lavie, Peretz: *Die wundersame Welt des Schlafes*. Links, 1997

22.00 Uhr

Campbell, M.W. et al.: Ingroup-outgroup bias in contagious yawning by chimpanzees supports link to empathy. *PLoS One* 6, 2011

Gallup, Andrew C. et al.: Yawning and thermoregulation. *Physiology & Behavior* 95, 2008

23.00 Uhr

Horne, Jim: *Sleepfaring*. Oxford University Press, 2006

Magnin, Michel et al.: Thalamic deactivation at sleep onset precedes that of the cerebral cortex in humans. *Proceedings of the National Academy of Sciences USA* 107, 2010

Spoormaker, Victor I. et al.: Development of a large-scale functional brain network during human non-rapid eye movement sleep. *The Journal of Neuroscience* 30, 2010

Stafford, Tom et al.: *Mind Hacks*. O'Reilly, 2004

Stickgold, Robert et al.: Replaying the game. *Science* 290, 2000

Tononi, Giulio: Consciousness as integrated information. *Biological Bulletin* 215, 2008

23.30 Uhr

Diekelmann, Susanne et al.: The memory function of sleep. *Nature Reviews Neuroscience* 11, 2010

Huxley, Aldous: *Schöne neue Welt*. Fischer, 2009

Rattenborg, Niels C. et al.: Hippocampal memory consolidation during sleep. *Biological Reviews* online, 2010

Rock, Andrea: *The Mind at Night*. Basic Books, 2004

Wagner, Ulrich et al.: Sleep inspires insight. *Nature* 427, 2004

Wiegand, M.H. et al. (Hg.): *Schlaf & Traum*. Schattauer, 2006

23.50 Uhr

Axelsson, John et al.: Beauty sleep. *British Medical Journal* online, 2010

Lampl, Michelle et al.: Infant growth in length follows prolonged sleep and increased naps. *Sleep* 34, 2011

0.30 Uhr

Freud, Sigmund: *Die Traumdeutung*. Deuticke, 1900

van der Helm, Els et al.: Overnight therapy? *Psychological Bulletin* 135, 2009

Hobson, J. Allan: *13 Dreams Freud Never Had*. Pi Press, 2005

Hobson, J. Allan: REM sleep and dreaming. *Nature Reviews Neuroscience* 10, 2009

Nir, Yuval et al.: Dreaming and the brain. *Trends in Cognitive Sciences* 14, 2010

Revonsuo, Antti: *Inner Presence*. MIT Press, 2006

Schwitzgebel, Eric: Why did we think we dreamed in black and white? *Studies in the History and Philosophy of Science* 33, 2002

Walker, Matthew et al.: Overnight Alchemy. *Nature Reviews Neuroscience* 11, 2010

0.45 Uhr

Bassetti, Claudio et al.: SPECT during sleepwalking. *The Lancet* 356, 2000

Pain, Stephanie: Jane Rider, the Springfield somnambulist. *New Scientist* 2634, 2007

1.00 Uhr

Ekirch, A. Roger: *In der Stunde der Nacht.* Gustav Lübbe, 2006

Klösch, Gerhard et al.: *Aufgedeckt.* Blanvalet, 2009

Mednick, Sara et al.: Sleep-dependent learning. *Nature Neuroscience* 6, 2003

Roenneberg, Till: Wie wir ticken. DuMont, 2010

2.00 Uhr

Maul, Stefan M. (Übers.): *Das Gilgamesch-Epos.* C.H. Beck, 2005

Schneider, Robert: *Schlafes Bruder.* Reclam, 1992

Summers-Bremner, Eluned: *Insomnia.* Reaktion Books, 2008

3.00 Uhr

Mander, B.A. et. al.: Wake deterioration and sleep restoration of human learning. *Current Biology* 21, 2011

Smith, Carlyle: Sleep states and memory processes. *Behavioural Brain Research* 69, 1995

4.00 Uhr

Rogers, Naomi L. et al.: Sleep, waking and neurobehavioral performance. *Frontiers in Bioscience* 8, 2003

4.30 Uhr

Cirelli, Chiara et al.: Is sleep essential? *PLoS Biology* 6, 2008

Ferrie, J.E. et al.: Change in sleep duration and cognitive function. *Sleep* 34, 2011

Kripke, Daniel F. et al.: Mortality associated with sleep duration and insomnia. *Archives of General Psychiatry* 59, 2002

Murakami, Haruki: *Schlaf*. DuMont, 2009

Siegel, Jerome M.: Sleep viewed as a state of adaptive inactivity. *Nature Reviews Neuroscience* 10, 2009

Vyazovskiy, Vladyslav V. et al.: Local sleep in awake rats. *Nature* 472, 2011

5.30 Uhr

Feynman, Richard: *Sie belieben wohl zu scherzen, Mr. Feynman*. Piper, 1985

Metzinger, Thomas: *Der Ego-Tunnel*. Berlin Verlag, 2009

Warren, Jeff: *Head Trip*. Oneworld, 2008

7.00 Uhr

Barrett, Deirdre: *The Committee of Sleep*. Oneiroi Press, 2001

Jünger, Ernst: *Strahlungen*. Heliopolis, 1949

Sherrington, Charles S.: *Man on his nature*. Cambridge University Press, 1942

7.30 Uhr

Hustvedt, Siri: What is sleep? *The New York Times*, 21.4.2010

Llinás, R. et. al.: Of dreaming and wakefulness. *Neuroscience* 44, 1991

Russell, Bertrand: *Das menschliche Wissen*. Holle, 1952

Wehrle, R. et al.: Functional microstates within human REM sleep. *European Journal of Neuroscience* 25, 2007

Medulla oblonga

Brücke

Amygdala

Hypothalamus

Präfrontaler Cortex

Mesocorticolimbische Bahn

Großhirnrind